Ein Handbuch für Nierenpatienten

Rette Deine Nieren

Umfassende Informationen über
Prävention und Behandlung von Nierenerkrankungen

Dr. Sanjay Pandya

aus dem Englischen übersetzt von
Prof. Dr. Hans-Joachim Anders
Priv.-Doz. Dr Seema Baid Agrawal

Rette Deine Nieren

Herausgeber
Samarpan Kidney Foundation,
Samarpan Krankenhaus, Nähe Lodhavad Police Station,
Bhutkhana Chowk, Rajkot 360.002 (Gujarat, Indien)
E-mail: saveyourkidney@yahoo.co.in

Erste Ausgabe:

Autoren:

Dr. Sanjay Pandya MD (Medizin) DNB (Nephrologie)
Samarpan Krankenhaus, Nähe Lodhavad Police Station,
Bhutkhana Chowk, Rajkot 360.002, Gujarat, Indien

Prof. Dr. Hans-Joachim Anders
Medizinische Klinik und Poliklinik IV
Nephrologisches Zentrum, Klinikum der Universität München
Ziemssenstr. 1, D-80336 München, Deutschland

Priv.- Doz. Seema Baid-Agrawal, FASN
Med. Klinik m.S. Nephrologie und Internistische Intensivmedizin
Charité Universitätsmedizin Berlin
Campus Virchow Klinikum
Augustenburger Platz 1, 13353 Berlin, Deutschland

**Dieses Buch ist allen
Nierenpatienten gewidmet**

Inhaltsverzeichnis

Teil 1: Grundlegende Informationen über die Nieren

Teil 2: Wichtige Nierenerkrankungen und ihre Behandlung

Nierenversagen

Weitere wichtige Nierenerkrankungen

Ernährungsempfehlungen bei einer Nierenerkrankung

Lassen Sie uns Nierenerkrankungen vorbeugen.

Die Übersetzung des Buches "Schützen Sie Ihre Nieren" in die deutsche Sprache soll dazu beitragen, grundlegende Kenntnisse und Leitlinien bezüglich häufiger Nierenerkrankungen zu vermitteln und somit auch einen Beitrag zur Prävention leisten.

In den letzten Jahrzehnten hat die Anzahl der Patienten mit einer Nierenerkrankung sehr stark zugenommen. Chronische Nierenerkrankungen sind weit verbreitet und sind nicht heilbar. Der beste Weg, dieser beunruhigenden Entwicklung entgegenzuwirken, ist das Bewusstsein und Wissen über mögliche Ursachen, Symptome und Präventionsmaßnahmen chronischer Nierenerkrankungen zu stärken bzw zu vertiefen. Dieses Buch ist unser bescheidener Versuch, diese wichtigen Informationen für die Patienten und ihre Angehörigen in einfachen Worten zusammenzufassen.

Eine frühzeitige Diagnose und Behandlung einer Nierenerkrankung ist wünschenswert, da diese langfristige Vorteile bei niedrigen Kosten bieten. Aufgrund des mangelnden Wissens erkennen jedoch nur sehr wenige Menschen die frühen Anzeichen einer Nierenerkrankung. Infolgedessen kann der Zeitpunkt der Diagnosenstellung deutlich verzögert sein.

Wird eine chronische Nierenerkrankung diagnostiziert, sind der Patient und Angehörige natürlich ernsthaft besorgt. Gleichzeitig steigt jedoch auch das Interesse, mehr über das Krankheitsbild erfahren zu wollen. Für den behandelnden Arzt ist es jedoch aufgrund von Zeitknappheit nicht immer möglich detaillierte Informationen gebündelt bereitzustellen. Wir hoffen, dass dieses Buch dazu beiträgt, Wissenslücken zu schließen und dem Patienten einen Überblick über sein Krankheitsbild verschafft. Es bietet grundlegende Informationen über Symptome, Diagnose, Behandlung und Präventionsmaßnahmen verschiedenster

Nierenerkrankungen in leicht verständlicher Sprache, ebenso wie es wichtige Informationen zum Ernährungsverhalten beinhaltet.

An dieser Stelle müssen wir nachdrücklich und unmissverständlich darauf hinweisen, dass die Informationen in diesem Buch den ärztlichen Rat nicht ersetzen sollen. Es dient lediglich zu Informationszwecken. Ohne ärztlichen Rat sind Selbstmedikation oder Ernährungsumstellungen nicht zu empfehlen.

Weiterhin soll dieses Handbuch nicht nur Nierenpatienten und ihren Angehörigen wichtige Informationen bieten, sondern auch Personen, die ein erhöhtes Risiko haben, im weiteren Verlauf eine Nierenerkrankung zu entwickeln.

Ich hoffe, dass Sie dieses Buch hilfreich und informativ finden. Vorschläge für die fortführende Verbesserung des Buches sind willkommen. Wir wünschen Ihnen alles Gute.

Dr. Sanjay Pandya
Rajkot, Indien
aus dem Englischen übersetzt von
Prof. Dr. Hans-Joachim Anders
München, Deutschland
Priv.-Doz. Dr. Seema Baid Agrawal
Berlin, Deutschland

Über die Autoren

Dr. Sanjay Pandya (Facharzt für Nephrologie) Sanjay Pandya ist ein erfahrener Facharzt der Nephrologie. Er erlangte seinen Facharzttitel in der Inneren Medizin 1986 bzw 1989 im Fachbereich der Nephrologie. Seit 1990 praktiziert er als Nephrologe in Rajkot, Indien. Weiterhin gründete er die „Kidney Education Foundation" mit dem Ziel, das Bewusstsein für die Prävention und Behandlung von Nierenerkrankungen in der Bevölkerung weltweit zu verbessern. Dieses Buch wurde bereits in mehrere Sprachen übersetzt.

Prof. Dr. Hans-Joachim Anders, ist ein erfahrener Facharzt für Nephrologe. Er absolvierte seine Ausbildung zum Nephrologen an der Medizinischen Poliklinik in München und leitet derzeit die Nephrologie am Standort Innenstadt am Klinikum der Universität München.

Priv.-Doz. Seema Baid Agrawal ist eine erfahrene Fachärztin für Nephrologie. Nachdem sie ihren medizinischen Abschluss 1990 und Facharzt in der Inneren Medizin (1993) in Indien erworben hatte, erlangte sie Facharzttitel der Nephrologie in Indien, den USA und Deutschland. Sie war viele Jahre an der Medizinischen Klinik mit Schwerpunkt Nephrologie und Internistische Intensivmedizin am Universitätsklinkium Charité, Berlin tätig, und bleibt weiterhin als Gastwissenschaftlerin dort. Jetzt ist sie in der Nephrologie und am Transplantationszentrum der Universitätsklinik Sahlgrenska in Göteborg, Schweden als Associate Professor in Medizin angestellt.

Vielen Dank

"Rette Deine Nieren" ist das Ergebnis von Teamwork. Die Übersetzung dieses Buches wäre nicht möglich gewesen ohne die Unterstützung von:

Dr. Stefanie Steiger

Julia Eder

Katrin Renninger

Johannes Bauernschmitt

Julian A Marschner

Wie benutze ich dieses Buch?

Dieses Buch ist in zwei Teile gegliedert:

Teil Eins:

In diesem Abschnitt werden zunächst basale Informationen über die Niere sowie die Prävention von Nierenerkrankungen erläutert. Wir empfehlen allen Lesern, auch diesen Teil des Buches Beachtung zu schenken. Die hier zur Verfügung gestellten Informationen helfen bei der Früherkennung und Prävention von Nierenerkrankungen.

Teil Zwei:

In diesem Abschnitt können Sie sich speziell über Ihre Erkrankung informieren. Beispielsweise finden Sie hier:

- Informationen über die häufigsten Nierenerkrankungen sowie ihre jeweiligen Symptome, Diagnose, Prävention- und Behandlungsmaßnahmen.
- Informationen bezüglich nierenschädigender Krankheiten, wie z.B. Diabetes, Bluthochdruck oder Zystennieren, sowie deren Präventionsmaßnahmen.
- Ausführliche Diskussion der Ernährungsmaßnahmen bei chronischen Nierenerkrankungen.

Die Informationen, die in diesem Buch vorgestellt werden, ersetzen den ärztlichen Rat nicht. Demzufolge ist eine Selbstmedikation nicht zu empfehlen.

Teil 1

Grundlegende Informationen über die Nieren

- **Aufbau und Funktion der Niere**

- **Symptome und Diagnose von Nierenerkrankungen**

- **Mythen und Fakten über Nierenerkrankungen**

- **Prävention von Nierenerkrankungen**

Kapitel 1
Einführung

Die Niere ist ein lebenswichtiges Organ. Sie hält uns gesund, indem sie die im Körper entstandenen Stoffwechselendprodukte und Giftstoffe aus dem Blut filtriert, sodass wir diese dann über den Urin ausscheiden können.

Obwohl die Entfernung der Giftstoffe aus dem Körper die primäre Funktion der Niere darstellt, ist es nicht ihre einzige Aufgabe. So spielt sie auch bei der Regulierung des Blutdrucks sowie bei der Aufrechterhaltung des Flüssigkeits- und Elektrolythaushaltes eine entscheidende Rolle.

Auch wenn die Mehrheit von uns mit zwei Nieren geboren werden schafft es i.d.R. auch eine Niere allein, effektiv alle Aufgaben zu erfüllen.

In den letzten Jahren nahm die Anzahl von an Diabetes und Bluthochdruck leidenden Patienten enorm zu. Diese Entwicklung führte gleichzeitig zu einem auffälligen Anstieg der Patientenzahlen, die von einer chronischen Nierenerkrankung betroffen sind. Infolgedessen ist ein verstärktes Bewusstsein und Wissen über Nierenerkrankungen sowie deren Prävention, Früherkennung und Behandlungsmöglichkeiten notwendig. Dieses Buch soll den Patienten helfen, Nierenerkrankungen zu verstehen. Es sollen häufig gestellte Fragen beantwortet werden, ebenso wie mit dem gewonnen Wissen auch der Umgang mit dem Nierenleiden erleichtert werden soll.

Der erste Teil des Buches macht dem Leser mit dem lebenswichtigen OrganNiere bekannt und schlägt Präventionsmaßnahmen von Krankheiten vor, die mit den Nieren in Verbindung stehen. Der Großteil

---

Achten Sie auf Ihre Nieren? Beugen Sie einer Nierenerkrankung vor.

---

des Buches beschäftigt sich jedoch mit Themen, die speziell Nierenkranke und ihre Angehörigen betreffen. Neben Ursachen, Symptome und die Diagnose der jeweiligen Krankheit, kann sich der Leser auch über Behandlungsmöglichkeiten informieren.

Ein Kapitel stellt v.a. die Aufmerksamkeit und Achtsamkeit in den Fokus, die in den frühen Stadien der chronischen Niereninsuffizienz notwendig sind. Dieses Wissen soll dazu beitragen, dass ein Nierenversagen, wenn möglich, nicht mehr auftrittoder zumindest aufgeschoben werden kann.

Detaillierte Informationen betreffend der Dialyse, Nierentransplantation und postmortalen Organspenden werden an späterer Stelle vorgestellt.

Da dieses Buch den Nierenpatienten eine Orientierungshilfe geben soll, enthält es neben allgemeinen Informationen hinsichtlich der verschiedenen Nierenerkrankungen auch Aspekte zum Thema Prävention sowie Hinweise zu den gängigsten Arzneimitteln für Nierenkranke.

Da besonders die Ernährung häufig Sorge und Verwirrung bei den betroffenen Patienten auslöst, ist diesem Thema ein extra Kapitel gewidmet..

Das Glossar am Ende macht die Informationen leicht verständlich und erklärt alle Abkürzungen und Fachbegriffe.

Haftungsausschluss: Die Informationen in diesem Handbuch dienen nur informativen Zwecken. Bitte begnügen Sie sich nicht mit Selbstdiagnose oder -behandlung auf der Grundlage des durch dieses Buch gewonnenen Wissens! Sie müssen immer Ihren Arzt oder andere Gesundheitsexperten befragen!

Kapitel 2
Die Nieren und ihre Funktionen

Die Niere gehört zu den lebenswichtigen Organen des menschlichen Körpers. Ihre Fehlfunktion kann über schwere Erkrankungen sogar bis zum Tod führen.

Zu den wichtigsten Aufgaben der Niere zählen die Ausscheidung schädlicher bzw. giftiger Abfallprodukte sowie der Erhalt eines ausgeglichenen Elektrolyt- und Wasserhaushalts.

Aufbau der Niere

Die Nieren produzieren Urin, indem sie ausscheidungspflichtige Substanzen und überschüssiges Wasser aus dem Blut filtern. Der Urin gelangt dann über den Harnleiter in die Blase, bevor er schließlich über die Harnröhre ausgeschieden wird.

- Die Nieren stellen ein paarig angelegtes, bohnenförmiges Organ dar. Beim Erwachsenen ist sie circa 10 cm lang, 6 cm breit und 4 cm dick. Ihr Gewicht beträgt etwa 150-170g.

- Die meisten Menschen haben zwei Nieren.

- Die Nieren liegen beidseits der Wirbelsäule im hinteren Bauchraum, gut geschützt von den unteren Rippen (siehe Abbildung).

- Da die Nieren tief im Bauchraum liegen, sind sie normalerweise nicht tastbar.

- Der in den Nieren produzierte Urin gelangt über den jeweiligen Harnleiter in die Blase. Der Harnleiter ist eine ca. 25cm lange Röhre, die aus besonderen Muskeln gebildet wird.

- Die Harnblase ist ein Hohlorgan, in welchem der Urin gesammelt wird, bevor es zur Ausscheidung kommt. Sie besteht aus Muskeln und ist im vorderen Unterbauch zu finden.

Bei Männern und Frauen stimmt die Lage, Struktur und Funktion der Nieren überein.

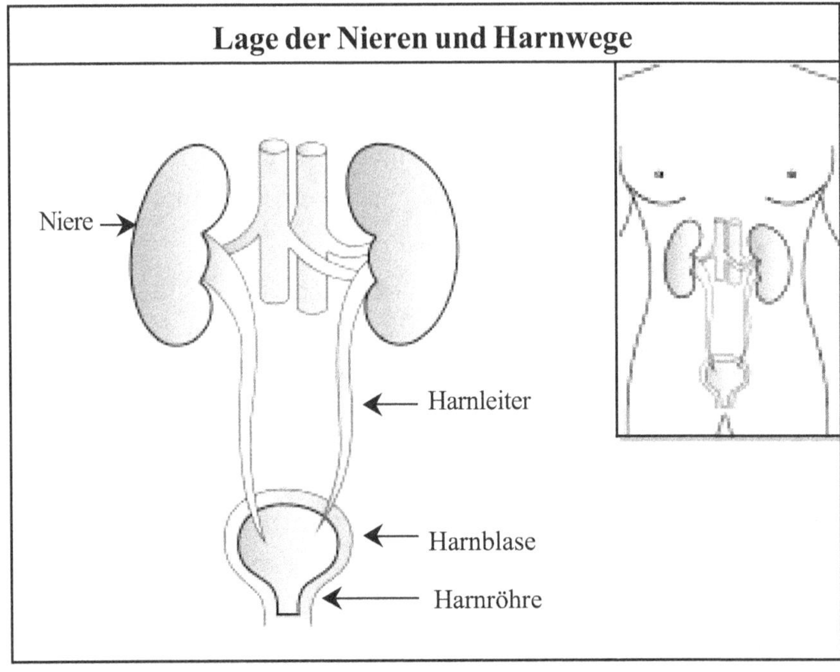

- Das Fassungsvermögen der Harnblase beträgt bei einem Erwachsenen etwa 400-500ml. Harndrang tritt auf, wenn die Kapazität fast vollständig ausgeschöpft ist.

- Die Ausscheidung des Urins aus der Blase erfolgt über die Harnröhre. Bei Frauen ist diese kürzer als bei Männern.

Warum sind die Nieren für den Körper wichtig?

- Täglich unterscheidet sich nicht nur die Menge, sondern auch die Zusammensetzung unserer Nahrung.

- Folglich nehmen wir nicht jeden Tag die gleiche Menge an Wasser, Salzen und Säuren zu uns.

- Der Körper produziert Energie aus den aufgenommenen Nahrungsmitteln. Bei diesem kontinuierlichen Prozess fallen jedoch auch Stoffwechselendprodukte an, die teilweise für den Körper schädlich sein können.

- All diese Faktoren führen dazu, dass der Wasser-, Elektrolyt- und

Säure-Basen-Haushalt täglich Schwankungen unterliegt. Die Anhäufung von toxischen Stoffen kann lebensbedrohlich werden.

- Die Nieren übernehmen die wichtige Aufgabe der Blutreinigung, indem sie ausscheidungspflichtige Substanzen ausspülen. Gleichzeitig regulieren sie auch das Gleichgewicht des Wasser-, Elektrolyt- und des Säure-Base-Haushalts.

Welche Funktionen hat die Niere?

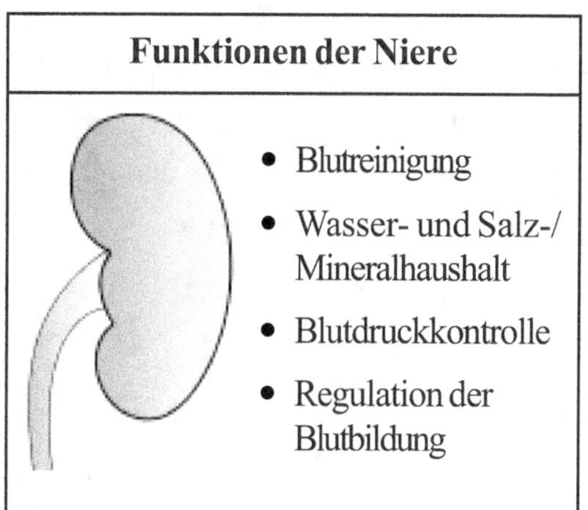

Die Produktion von Urin und die Blutreinigung stellen die Hauptaufgaben der Nieren dar. Die wichtigsten Aufgaben der Nieren werden im Folgenden detailliert beschrieben.

1. Entfernung von Abfallstoffen

Die wichtigste Aufgabe der Nieren besteht in der Reinigung des Blutes, indem sie anfallende Abbauprodukte herausfiltern.

Unsere alltägliche Nahrung enthält zahlreiche Proteine, die für das Wachstum und verschiedene Reparaturmechanismen im Körper wichtig sind. Mit der Verarbeitung der Proteine fallen jedoch auch Stoffwechselendprodukte an. Häufen sich diese jedoch im Körper an, die für den Körper giftig sein können. Daher filtern die Nieren das Blut, und scheiden die Abbauprodukte über den Urin aus.

Kreatinin und Harnstoff sind zwei wichtige Stoffwechselendprodukte, deren Werte leicht ermittelt werden können. Ihre Blutwerte spiegeln die Qualität der Nierenfunktion wieder. Versagen beide Nieren, fallen stark erhöhte Kreatinin- und Harnstoffwerte im Blutbild auf.

Bildung von Urin
Nieren erhalten
1200 ml / min oder
1700 Liter / Tag
Blut für die Filtration
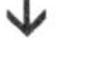
Glomeruli erzeugen
125 ml Urin / min oder
180 Liter Urin / Tag
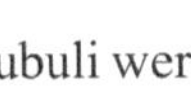
in den Tubuli werden
99% (178 Liter)
der Flüssigkeit resorbiert

1-2 Liter Urin werden täglich ausgeschieden.

2. Ausscheidung überschüssiger Flüssigkeiten

Die zweite wichtige Funktion der Nieren ist die Regulation des Wasserhaushalts. Durch Resorption und Ausscheidung überschüssiger Wassermengen, gelingt es den Nieren, die Balance aufrechtzuerhalten.

Im Fall eines Nierenversagens verlieren die Nieren die Fähigkeit überschüssiges Wasser in Form von Urin auszuscheiden. Infolgedessen sammelt es sich dann im Körper an und führt zu Wassereinlagerungen (Ödemen).

3. Aufrechterhaltung des Mineralienhaushaltes

Eine weitere wichtige Rolle spielen die Nieren bei der Regulation der Konzentrationen von Natrium, Kalium, Wasserstoff, Kalzium, Phosphor, Magnesium und Bicarbonat.

Sie halten die normale Zusammensetzung der Körperflüssigkeiten aufrecht.

Erfolgt beispielsweise eine Veränderung der Natriumwerte, kann sich dies auf das Empfindungsvermögen (Sensorik) auswirken. Dem gegenüber können abweichende Kaliumwerte den Herzrhythmus sowie die Arbeitsweise der Muskeln ernsthaft beeinträchtigen. Die Aufrechterhaltung konstanter Kalzium- und Phosphatwerte ist wichtig für gesunde Knochen und Zähne.

4. Kontrolle des Blutdrucks

Bei der Regulation des Blutdrucks spielen die in der Niere produzierten

Faktoren (Renin, Angiotensin, Aldosteron, Prostaglandine etc.) eine wichtige Rolle. Weiter hat der von den Nieren kontrollierte Wasser- und Salzhaushalt des Körpers einen Einfluss auf den Blutdruck. Bei Patienten mit Nierenversagen können Störungen in der Hormonproduktion oder in der Regulierung der Wasser- und Salzmengen auftreten und somit zu Bluthochdruck führen.

5. Bildung der roten Blutkörperchen

Erythropoetin, welches in der Niere hergestellt wird, spielt eine wichtige Rolle bei der Bildung von roten Blutkörperchen. Im Zuge eines Nierenversagens kommt es zu einer verminderten Produktion von Erythropoetin, was wiederum zu einer verminderten Bildung von roten Blutkörperchen führt. Dies resultiert in einer Anämie aufgrund der zu niedrigen Hämoglobinwerte. Da zu geringe Mengen von Erythropoetin erzeugt werden, kann auch die zusätzliche Gabe von Eisen und Vitaminen die Hämoglobinwerte nicht verbessern.

6. Erhaltung gesunder Knochen

In der Niere wird Vitamin D in seine aktive Form umgewandelt. Dieser Schritt ist für die Aufnahme von Kalzium aus der Nahrung sowie für das Wachstum der Knochen und Zähne essentiell. Im Rahmen eines Nierenversagens wird zu wenig Vitamin D in seine aktive Form übergeführt. Infolgedessen verringert sich das Wachstum aber auch die Stabilität der Knochen. Bei Kindern gilt Wachstumshemmung als erstes Anzeichen für ein Nierenversagen.

Wie wird das Blut gereinigt bzw. der Urin gebildet?

Während der Blutreinigung hält die Niere alle wichtigen Stoffe zurück

> Eine der Hauptfunktionen der Niere ist die Urinbildung. Hierbei werden Stoffwechselprodukte, giftige Substanzen und überschüssiges Wasser aus dem Blut herausgefiltert.

und filtert nur überschüssige Flüssigkeiten, Mineralien und Abfallprodukte heraus, um diese letztendlich über den Urin auszuscheiden.

Lassen Sie uns den komplexen, aber dennoch sehr erstaunlichen Prozess der Urinbildung erklären:

- Wussten Sie, dass jede Minute 1200ml Blut durch die Nieren transportiert werden, um dort gereinigt zu werden? Dies entspricht 20% der gesamten Blutmenge, die das Herz durch den Körper pumpt. Insgesamt filtern die Nieren also 1700Liter Blut an einem Tag!

- Der Prozess der Blutreinigung erfolgt in kleinen Filteranlagen, den sogenannten Nephronen.

- Jedes Paar Nieren enthält ungefähr eine Million Nephrone, wobei jedes Nephron aus einem Glomerulus und einem Tubulusapparat besteht.

- Glomeruli stellen Filter mit winzig kleinen Poren da, sodass hier nach dem Prinzip der selektiven Filtration gearbeitet werden kann. Folglich gelangen nur Wasser und kleine, leicht zu filtrierende Substanzen durch die Poren hindurch. Die größeren, roten und weißen Blutkörperchen, die Blutplättchen, Proteine usw. können die Poren jedoch nicht passieren. Aus diesem Grund sind im Urin gesunder Menschen auch keine dieser größeren Bestandteile enthalten.

- Der erste Schritt der Urinbildung findet in den Glomeruli statt, wo 125 ml Urin pro Minute gefiltert werden. So entstehen in 24 Stunden bemerkenswerte 180 Liter Urin! Der Harn enthält aber nicht nur Mineralien, Abfallstoffe und ausscheidungspflichtige Substanzen, sondern auch Glucose (Zucker) und andere für den Körper noch wertvolle Stoffe.

> **Eine Untersuchung der Nieren wird erforderlich, wenn im Verhältnis zur Trinkmenge zu viel oder zu wenig Urin ausgeschieden wird.**

- Der Prozess der Resorption in den Nieren ist sehr bemerkenswert. Von den 180 Liter Primärharn, die über die Tubuli aufgenommen werden, wird letztendlich ungefähr nur 1% als Urin ausgeschieden. Die restlichen 99% der Flüssigkeit werden resorbiert.

- Mit diesem intelligenten Verfahren werden essentielle Substanzen und 178Liter Flüssigkeit im Tubulussystem zurückgewonnen. Dem gegenüber werden in lediglich 1-2 Litern Urin überschüssiges Wasser, Abfallprodukte und andere schädliche Substanzen ausgeschieden.

- Der Urin gelangt dann über den Harnleiter in die Harnblase und wird letztendlich über die Harnröhre ausgeschieden.

Kann das Urinvolumen bei einer Person mit gesunden Nieren variieren?

- Ja. Die Menge des aufgenommenen Wassers und die Umgebungstemperatur sind wichtige Faktoren, die die Urinmenge bei einer gesunden Person beeinflussen.

- Bei geringerer Wasseraufnahme ist der Urin konzentrierter, d.h. sein Volumen nimmt (ca. 500 ml) ab. Wird hingegen viel Wasser getrunken, produziert die Niere auch mehr Urin.

- Bei höheren Temperaturen im Sommer beginnt der Mensch zu schwitzen. Mit dem Einsetzen der Transpiration sinkt das Urinvolumen. Im Winter verhält es sich genau umgekehrt: niedrige Temperaturen, geringere Schweißbildung, mehr Urin.

- Trinkt eine Person ausreichend viel an einem Tag und die Urinmenge beträgt dennoch weniger als 500ml oder mehr als 3000 ml, ist das ein deutliches Zeichen für eine Fehlfunktion der Nieren. Eine Untersuchung der Nieren ist in diesem Fall dringend empfohlen.

Kapitel 3
Symptome von Nierenerkrankungen

Symptome und Anzeichen von Nierenerkrankungen variieren von Person zu Person. Viel hängt von der Art der zugrundeliegenden Erkrankung sowie deren Schweregrad ab. Da die Symptome in vielen Fällen zu allgemein sind, erfolgt die Diagnosestellung oftmals zu spät.

Häufige Anzeichen von Nierenerkrankungen:

- **Wassereinlagerungen**

Wassereinlagerungen (Ödeme) im Gesicht, an den Knöcheln und dem Bauch stellen ein häufiges Symptom von Nierenerkrankungen dar. Charakteristisch ist der Beginn der Schwellung unter den Augenlidern. Morgens sind die Wassereinlagerungen am deutlichsten zu beobachten.

Ödeme werden häufig durch ein Nierenversagen hervorgerufen. Dennoch müssen Wassereinlagerungen nicht zwangsläufig ein Hinweis auf ein Nierenversagen sein. Auch bei anderen Nierenerkrankungen mit normaler Entgiftungsfunktion (z.B. nephrotisches Syndrom) kommt es zu Wassereinlagerungen. Außerdem sollte man nicht vergessen, dass bei einigen Patienten mit signifikanter Niereninsuffizienz gar keine Ödeme auftreten.

- **Appetitlosigkeit, Übelkeit, Erbrechen**

Appetitlosigkeit, abnormer Geschmack im Mund und schlechte Nahrungsaufnahme sind häufig auftretende Probleme bei einem Nierenversagen. Infolge der verminderten Nierenfunktion kommt es zur Anhäufung toxischer Substanzen im Körper, was wiederum Übelkeit, Erbrechen und Schluckauf verursacht.

> **Wassereinlagerungen (Ödeme) im Gesicht beginnend unter den Augenlidern sind das häufigste Zeichen einer Nierenerkrankung.**

- **Bluthochdruck (Hypertonie)**

 Patienten mit einem Nierenversagen sind häufig auch von Bluthochdruck betroffen. Tritt Hypertonie bereits vor dem 30. Lebensjahr auf oder ist der ermittelte Wert zum Zeitpunkt der Messung abnorm hoch, kann dies ein Hinweis auf eine Erkrankung der Nieren sein.

- **Anämie und Leistungsminderung**

Blässe, schnelle Ermüdbarkeit, Leistungsabfall und Konzentrationsschwäche bei der Arbeit sind häufige Beschwerden, die bei einer Anämie (erniedrigte Hämoglobinwerte) auftreten. In manchen Fällen können das die einzigen Beschwerden in der Frühphase einer chronischen Niereninsuffizienz sein. Kann mit der Standardtherapie jedoch keine Verbesserung für den anämischen Patienten erzielt werden, ist es wichtig, eine chronische Niereninsuffizienz durch weitere Untersuchungen als Ursache auszuschließen.

- **Unspezifische Symptome**

Schmerzen im unteren Rücken, Gliederschmerzen, Juckreiz und Wadenkrämpfe sind häufige Beschwerden bei Nierenerkrankungen. Bei Kindern mit Nierenversagen ist häufig ein verlangsamtes Wachstum, Kleinwuchs und eine Krümmung der Beinknochen zu beobachten.

- **Beschwerden beim Wasserlassen**

Häufige Problematiken sind:

1. Eine verminderte Urinproduktion, die letztendlich zu Wassereinlagerungen im Gesicht, Bauch und Füßen führt.

2. Typische Symptome einer Harnwegsinfektion sind: Brennen beim Wasserlassen, häufiges Wasserlassen sowie blutiger oder eitriger Urin.

Tritt eine schwere Hypertonie bereits vor dem 30. Lebensjahr auf, müssen mögliche Erkrankungen der Niere ausgeschlossen werden.

---

3. Behinderungen im Urinfluss können zu Schwierigkeiten beim Wasserlassen, schwachen Urinstrahl oder zu tröpfelndem Harnabgang führen. Bei einer Verlegung der ableitenden Harnwege ist die völlige Unfähigkeit, Wasser zu lassen, nichts Ungewöhnliches.

Auch wenn eine Person einige der oben genannten Beschwerden bei sich beobachtet, bedeutet dies nicht zwangsläufig, dass eine Nierenerkrankung zugrunde liegt. Dennoch ist es ratsam den Arzt zu konsultieren, wenn derartige Probleme auftreten. Dieser kann dann mithilfe verschiedenster Untersuchungen eine mögliche Nierenerkrankung ausschließen.

Letztendlich darf jedoch nicht vergessen werden, dass Nierenerkrankungen häufig lange unbemerkt bleiben, da keine wesentlichen Symptome bzw. Beschwerden existieren.

Kapitel 4
Diagnostik bei Nierenerkrankungen

„Was du heute kannst besorgen, das verschiebe nicht auf morgen!" Diese Redewendung unterstreicht, dass eine frühzeitige Diagnosestellung und somit ein schneller Behandlungsbeginn bei einer Nierenerkrankung von Vorteil sind. Erkrankungen wie die chronische Niereninsuffizienz sind nicht heilbar und die Kosten der Behandlung in der Endphase sind exorbitant.

Eine Person mit chronischer Niereninsuffizienz kann jedoch lange Zeit asymptomatisch sein. Wird die Diagnose der Nierenerkrankung jedoch frühzeitig gestellt, kann diese einfach mit Medikamenten behandelt werden. Demzufolge ist es ratsam, sofort einen Arzt aufzusuchen, sobald Probleme mit den Nieren auch nur vermutet werden, sodass eine sofortige Untersuchung erfolgen kann.

Wer sollte seine Nieren überprüfen lassen bzw. wer hat ein erhöhtes Risiko eine Nierenerkrankung zu entwickeln?

Bei jedem können Beschwerden mit den Nieren auftreten. Das Risiko dafür ist allerdings erhöht, wenn:

- die Person bereits Symptome einer Nierenerkrankung aufweist.
- die Person an Diabetes mellitus leidet.
- die Person einen unbehandelten Bluthochdruck hat.
- in der Familie bereits Nierenerkrankungen, Diabetes und Bluthochdruck aufgetreten sind.
- die Person raucht, übergewichtig und/oder über 60 Jahre alt ist.
- eine langzeitige Behandlung mit Schmerzmitteln (v.a. NSAR) erfolgt ist.

Die chronische Niereninsuffizienz verläuft zu Beginn in der Regel asymptomatisch. Demzufolge kann sie nur durch Laboruntersuchungen erkannt werden.

- angeborene Fehlbildungen in den Harnwegen bekannt sind.

Ein Screening hilft vor allem Menschen, die ein erhöhtes Risiko haben eine Nierenerkrankung zu entwickeln.

Wie können Nierenprobleme diagnostiziert werden? Welche Tests werden normalerweise durchgeführt?

Damit es dem Arzt möglich ist, eine Nierenerkrankung zu diagnostizieren, muss er ein ausführliches Arzt-Patienten-Gespräch führen, den Betroffenen gründlich untersuchen, den Blutdruck messen und zu weiteren geeigneten Untersuchungen beraten.

Routinemäßig werden stets Urin- und Blutuntersuchungen durchgeführt, ebenso wie Bildgebende Diagnostik angewendet wird.

1. Urinuntersuchung

Verschiedene Urintests liefern nützliche Anhaltspunkte für die Diagnose unterschiedlicher Nierenerkrankungen.

Der routinemäßige Urintest:

- Er ist einfach durchzuführen, kostengünstig und stellt einen sehr nützlichen diagnostischen Test dar.

- Auffällige Werte bei der Urinuntersuchung liefern wichtige diagnostische Hinweise, aber auch ein unauffälliger Urinbefund schließt eine Nierenerkrankung nicht sicher aus.

- Bei verschiedenen Nierenerkrankungen kann Eiweiß im Urin (Proteinurie) nachgewiesen werden. Dieser Befund sollte niemals vernachlässigt werden. Das Auftreten von Proteinen im Urin kann den ersten, frühsten und manchmal sogar den einzigen Hinweis auf eine chronische Niereninsuffizienz (oder sogar auf Herzerkrankungen) liefern. Beispielsweise gilt die Proteinurie als erstes Zeichen für eine in Mitleidenschaft gezogene Niere infolge eines Diabetes mellitus.

> **Urintests sind sehr wichtig für die Frühdiagnose von Nierenerkrankungen.**

- Das Auftreten von Eiter im Urin lässt auf eine Harnwegsinfektion schließen.

- Können Eiweiße und rote Blutkörperchen gemeinsam nachgewiesen werden, liefern sie einen diagnostischen Hinweis auf eine entzündliche Nierenerkrankung (z.B. Glomerulonephritis).

Mikroalbuminurie

Als Mikroalbuminurie bezeichnet man die Ausscheidung winziger Mengen von Protein im Urin. Diese Untersuchung liefert die ersten und frühsten Anhaltspunkte für eine Nierenbeteiligung bei Diabetespatienten. Zu diesem Zeitpunkt ist die Erkrankung noch reversibel, wenn eine geeignete und sehr sorgfältige Behandlung erfolgt. Mit dem routinemäßigen Urintest wäre das Eiweiß Albumin in dieser frühen Phase jedoch noch nicht nachweisbar.

Weitere Urintests:

- **24-Stunden Sammelurin für Albumin**:

Wenn Proteine im Urin nachgewiesen werden konnten, ist dieser Test notwendig, um den gesamten Eiweißverlust über 24 Stunden zu bestimmen. Diese Nachweismethode ist sehr nützlich, um die Schwere

- **Anlegen einer Bakterienkultur**:

Dieser Test dauert etwa 48 bis 72 Stunden und liefert wertvolle Informationen über die Art der Bakterien, die einen Harnwegsinfekt verursachen, und die Schwere der Infektion. Auf dieser Grundlage kann dann das am besten geeignete Antibiotikum zur Behandlung ausgewählt werden.

- **Urintest für säurebeständige Bakterien**:

Dieser Test hilft eine Urogenitaltuberkulose zu diagnostizieren.

Die Bestimmung des Kreatininwertes im Blutbild erfolgt standardmäßig. Weiterhin wird dieser Parameter eingesetzt, um ein Nierenversagen nachzuweisen, ebenso wie zur Kontrolle des Therapieverlaufs.

---

2. Blutuntersuchungen

Um all die unterschiedlichen Nierenerkrankungen genau diagnostizieren zu können, sind zusätzlich Blutuntersuchungen notwendig.

• Kreatinin und Harnstoff

Die Kreatinin- und Harnstoffwerte im Blutbild spiegeln die Funktionsfähigkeit der Nieren wieder. Beide Stoffe sind Abfallprodukte, die von den Nieren aus dem Blut gefiltert werden. Wenn die Funktionstüchtigkeit der Nieren sinkt, steigen die Mengen von Kreatinin und Harnstoff an. Die Normalwerte für Kreatinin im Serum liegen zwischen 0,4-1,2 mg/dl, bzw. bei 20-40mg/dl für Harnstoff. Beide Werte sind abhängig vom Geschlecht des Patienten. Liegen die gemessenen Konzentrationen darüber, deutet dies auf größere Schäden an den Nieren hin. Hierbei ist zu beachten, dass der Kreatininwert eine bessere Bewertung der Nierenfunktion zulässt als die Harnstoffkonzentration.

• Hämoglobin

Die Nieren spielen eine wichtige Rolle bei der Bildung der roten Blutkörperchen (Erythrozyten). Jeder Erythrozyt enthält Hämoglobin. Fallen in einem Bluttest niedrige Hämoglobinwerte auf, spricht man von einer Anämie. Diese sogenannte „Blutarmut" ist ein häufiges und wichtiges Zeichen für eine chronische Niereninsuffizienz.

Eine Anämie tritt jedoch auch bei vielen anderen Krankheiten als Begleiterscheinung auf, sodass sie keinen spezifischen Hinweis auf eine Nierenerkrankung liefert.

• Weitere wichtige Blutwerte

Andere Blutwerte, die häufig bei Patienten mit einer Nierenerkrankung im Rahmen eines Blutbildes untersucht werden, sind: Glucose,

> Die Bestimmung des Kreatininwertes im Blutbild erfolgt standardmäßig. Weiterhin wird dieser Parameter eingesetzt, um ein Nierenversagen nachzuweisen, ebenso wie zur Kontrolle des Therapieverlaufs.

Serumproteine (die im Blutplasma enthaltenen Proteine), Cholesterin, Elektrolyte (Natrium, Kalium, Chlorid), Kalzium, Phosphor, Bikarbonat, ASO Titer usw.

3. Radiologische Untersuchungen

• Ultraschall der Nieren

Der Ultraschall ist eine einfache, nützliche, schnelle und sichere Methode, die wertvolle Informationen, bezüglich der Größe der Nieren oder das Vorhandensein von Zysten, Tumoren oder Nierensteinen liefert. Außerdem kann mithilfe des Ultraschalls leicht eine Blockade im Urinfluss identifiziert werden- unabhängig davon, ob diese sich in den Nieren, im Harnleiter oder in der Blase befindet. Bei der chronischen Niereninsuffizienz fallen die Nieren in der Regel durch ihre verminderte Größe auf.

• Röntgenaufnahmen des Abdomen

Röntgenbilder sind für die Diagnose von Steinen im Harnsystem sehr hilfreich.

• intravenöse Urographie (IVU)

Die IVU (auch bekannt als intravenöse Pyelografie – IVP) ist eine spezielle Röntgenuntersuchung. Hierbei wird ein iodhaltiges Kontrastmittel injiziert. Dieser in die Blutbahn gespritzte Farbstoff, der später auf den Röntgenbildern sichtbar ist, gelangt zu den Nieren und wird über den Urin ausgeschieden. Infolgedessen wird der Harn durch das Kontrastmittel angefärbt und das Harnsystem bestehend aus Nieren, Harnleiter und Blase wird sichtbar. Man fertigt dann eine Reihe von Röntgenaufnahmen in bestimmten Zeitintervallen an, die einen umfassenden Überblick über die Anatomie und Funktionsweise des Harnsystems liefern. Somit ermöglicht es die intravenöse Urographie,

---

Die wichtigsten Untersuchungsmethoden bei Nierenerkrankungen sind dieUrinuntersuchung, die Bestimmung des Kreatininwertes im Blutplasma sowie der Ultraschall der Nieren.

Beschwerden, die durch Steine, Tumore oder Anomalien in Bau und Funktion der Nieren verursacht werden, aufzudecken.

Im Falle eines Nierenversagens wird von der IVU abgeraten, da das injizierte Kontrastmittel die bereits schlecht funktionierenden Nieren schädigen kann. Weiterhin muss in diesem Fall beachtet werden, dass die Ausscheidung des Kontrastmittels während der Untersuchung nicht ausreichend sein kann. Somit könnte das Ziel der Untersuchung, das Sichtbarmachen des Harnsystems, nicht erreicht werden. Des Weiteren wird von dieser Methode abgeraten, wenn eine Schwangerschaft besteht. Heutzutage findet dieses Verfahren auch immer seltener Anwendung, da verstärkt mit Ultraschall oder der Computertomographie gearbeitet wird.

- **Miktionszystourethrogramm**

Das Miktionszystourethrogramm (MCU) ist ein Untersuchungsverfahren, welches besonders bei der Diagnostik von Harnwegsinfekten bei Kindern Anwendung findet. Für dieses spezielle Röntgenverfahren wird mithilfe eines Katheters Kontrastmittel in die Blase gefüllt. Im Anschluss erfolgt die Entfernung des Katheters und der Patient wird gebeten, Wasser zu lassen. Dabei werden dann in Intervallen Röntgenaufnahmen aufgezeichnet, die eine Abgrenzung von Blase und Harnröhre ermöglichen. Diese Untersuchung ist sehr hilfreich um einen sogenannten vesikorenalen Reflux (VUR), also den Rückfluss von Urin in den Harnleiter zu den Nieren, oder strukturelle Anomalien der Harnblase bzw. der Harnröhre zu diagnostizieren.

- **Andere Bildgebende Verfahren**

Für die Diagnosestellung bestimmter Nierenproblematiken sind spezielle Bildgebungsverfahren wie die Computertomographie der Nieren und

> **Der Ultraschall der Nieren ist eine einfache und sichere Methode, um die Größe, Form und Lage der Nieren bestimmen zu können.**

der Harnwege, der Doppler-Ultraschall, die Nierenangiographie sowie antegrade und retrograde Pyelographie usw. sehr hilfreich.

4. Weitere besondere Untersuchungen

Die Nierenbiopsie, Zystoskopie und Urodynamik stellen sehr spezifische Untersuchungen dar, welche für eine genaue Diagnosestellung eines Nierenproblems teilweise notwendig werden.

Die Nierenbiopsie

Dieses Verfahren ist eine wichtige Untersuchung im Rahmen der Diagnosestellung gewisser Nierenerkrankungen.

Was ist eine Nierenbiopsie?

Bei einer Nierenbiopsie wird ein kleines Stück des Nierengewebes mithilfe einer Nadel entnommen. Im Anschluss wird die Gewebeprobe mikroskopisch untersucht. Mithilfe dieser Methode können bestimmte Nierenerkrankungen genau diagnostiziert werden.

Wann wird eine Nierenbiopsie empfohlen?

Bei einigen Nierenerkrankungen reichen eine detaillierte Anamnese, Untersuchung und Laborwerte nicht für eine genaue Diagnosestellung aus. Für diese Patienten ist die Nierenbiopsie oftmals der einzige Weg die Verdachtsdiagnose zu bestätigen.

Welchen Nutzen hat eine Nierenbiopsie?

Die Nierenbiospie ermöglicht eine sehr spezifische Diagnose für einige ungeklärte Nierenerkrankungen. Mit den daraus gewonnen Informationen kann der behandelnde Arzt eine effektive Behandlungsstrategie entwickeln und den betroffenen Patient sowie seine Angehörigen über den Verlauf und den Schweregrad der Krankheit aufklären.

Die Nierenbiopsie ist eine Untersuchung, die durchgeführt wird, um eine exakte Diagnose bestimmter Nierenerkrankungen zu erhalten.

Mithilfe welcher Methoden wird eine Nierenbiopsie durchgeführt?

Die geläufigste Methode stellt die perkutane Nierenbiopsie dar. Hierbei wird mithilfe einer Hohlnadel von außen Nierengewebe entnommen. Eine andere, eher selten angewandte Methode stellt die sogenannte offene Biopsie dar, die einen chirurgischen Eingriff voraussetzt.

Wie läuft die Nierenbiopsie ab?

- Der Patient wird im Krankenhaus stationär aufgenommen und eine Einverständniserklärung des Patienten muss erfolgen.

- Bevor die Biopsie durchgeführt werden kann, wird sichergestellt, dass der Blutdruck im Normalbereich liegt und das Blut normale Gerinnungsparameter aufweist. Die Einnahme von blutverdünnenden Medikamenten (z.B. Aspirin) wird ein bis zwei Wochen vor der Biopsie eingestellt.

- Im Anschluss erfolgt eine Ultraschalluntersuchung um die Lage der Nieren zu bestimmen, sodass die genaue Einstichstelle der Biopsienadel festgelegt werden kann. Am Rücken liegt diese Stelle unter der Rippe, im oberen Bereich der Taille in der Nähe der Rückenmuskeln.

- Der Patient wird aufgefordert sich auf dem Bauch zu legen, wobei unter dem Bauch ein zusätzliches Kissen oder Handtuch gelegt wird. Während der Probenentnahme ist der Patient vollkommen wach. Bei Kindern wird die Nierenbiospie jedoch unter Narkose durchgeführt.

- Im Anschluss wird die Haut gereinigt, bevor die Einstichstelle mit Lokalanästhetika betäubt wird, um die Schmerzen zu minimieren.

> **Eine Nierenbiopsie wird in der Regel mithilfe einer dünnen Nadel durchgeführt. Der Patient ist dabei wach.**

- Mittels einer Biopsienadel werden 2-3 winzige fadenartige Gewebeproben von einer der Nieren entnommen. Die Probe wird zum Pathologen gesendet, der die histopathologische Untersuchung durchführt.

- Nach dem Eingriff muss Druck auf die Biopsiestelle aufgelagert werden, sodass Blutungen vermieden werden. Der Patient wird dazu angehalten sich für die darauffolgenden 6-12 Stunden auszuruhen. Die Entlassung aus dem Krankenhaus erfolgt in der Regel am darauffolgenden Tag.

- Es wird empfohlen, für ca. 2-4 Wochen nach der Biopsie auf schwere Arbeit oder Sport zu verzichten.

Gibt es Risiken bei einer Nierenbiopsie?

Wie bei jedem chirurgischen Eingriff können im Anschluss Komplikationen auftreten. Leichte Schmerzen sind nicht selten, ebenso wenig wie blutiger Urin (ein bis zweimal). Diese Anzeichen verschwinden aber in der Regel von selbst. In seltenen Fällen, bei denen die Blutungen nicht aufhören, werden Bluttransfusionen nötig. In sehr seltenen Fällen, bei denen schwere Blutungen anhalten, muss die Entfernung der Niere durch eine Notoperation erfolgen.

Manchmal passiert es auch, dass die entnommenen Gewebeproben nicht ausreichend für eine Diagnosestellung sind (in 1 von 20 Fällen), sodass eine erneute Biopsie notwendig wird.

Kapitel 5
Die häufigsten Nierenerkrankungen

Man unterscheidet bei Nierenerkrankungen zwischen zwei Gruppen von zuständigen Ärzten:

- **Vom Nephrologen behandelte Krankheiten:** Hierzu zählen Nierenerkrankungen wie, Nierenversagen, Infekte der Harnwege und das Nephrotische Syndrom. Diese Krankheitsbilder werden mithilfe von Medikamenten durch den Nephrologen behandelt. Bei Patienten mit fortgeschrittenen Nierenversagen muss letztendlich auf Behandlungsoptionen wie Dialyse oder Nierentransplantation zurückgegriffen werden.

- **Vom Urologen behandelte Krankheiten**: Erkrankungen der Nieren oder ableitenden Harnwege, bei denen eine Operation nötig wird (z.B. Harnsteine, Probleme mit der Prostata, Tumore im Harnsystem), werden vom Urologen behandelt. Die Therapiemöglichkeiten umfassen Operationen, Endoskopie und Lithotripsie.

- **Was unterscheidet den Nephrologen vom Urologen**?
  Nephrologen sind nicht-chirurgische Fachärzte, die sich mit Erkrankungen der Niere und der konservativen (nicht-operativen) Therapie befassen. Dem gegenüber zählen die Urologen zu den Chirurgen, die sich auf die operative Behandlung von Schäden der Nieren und der ableitenden Harnwege spezialisiert haben.

Akutes Nierenversagen stellt einen schnellen Verlust der Nierenfunktion dar.In der Regel können die Nieren ihre Funktion jedoch mithilfe von Medikamenten wieder verbessern.

Hauptnierenerkrankungen	
Vom Nephrologen behandelt:	**Vom Urologen behandelt:**
Akutes Nierenversagen	Harnsteine
Chronische Niereninsuffizienz	Erkrankungen der Prostata
Harnwegsinfektion	Angeborene Anomalien der Harnwege
Nephrotisches Syndrom	Krebs

Nierenversagen

Bei dieser Erkrankung nimmt die Filterfähigkeit der Nieren und somit die Abgabe von ausscheidungspflichtigen Stoffen ab. Erste Anzeichen, die Hinweise auf eine Niereninsuffizienz geben, sind die in einer Blutuntersuchung ermittelten Kreatinin- und Harnstoffwerte. Bei einem Nierenversagen unterscheidet man zwischen einem akuten Nierenversagen und einer chronischen Niereninsuffizienz.

Akutes Nierenversagen

Akutes Nierenversagen beschreibt die plötzliche Reduktion oder sogar den kompletten Verlust der Nierenfunktionen. Bei den meisten betroffenen Patienten verringert sich das Urinvolumen. Die häufigsten Ursachen einer solchen akuten Niereninsuffizienz stellen Durchfall, Erbrechen, Malaria tropica, Hypotonie, Sepsis, bestimmte Medikamente (ACE Hemmer, nichtsteroidale Antirheumatika) usw. dar. In den meisten Fällen kann die normale Nierenfunktion mithilfe von Medikamenten bzw. gegebenenfalls auch mittels der Dialyse wieder erlangt werden.

Chronische Nierenerkrankung

Charakteristisch für ein chronisches Nierenversagen ist der stetig

---

Der langsame, progrediente und irreversible Verlust der Nierenfunktionen über einen langen Zeitraum ist charakteristisch für die chronische Niereninsuffizienz.

---

fortschreitende und irreversible Verlust der Nierenfunktion über viele Monate und Jahre hinweg. Hierbei nimmt die Funktion der Nieren nur langsam, aber dennoch kontinuierlich ab, bis letztendlich ein Stadium erreicht ist, in welchem sie beinahe vollständig aufgehört haben zu arbeiten. Diese fortgeschrittene Phase, die lebensbedrohlich ist, wird als Terminalstadium der chronischen Niereninsuffizienz bezeichnet.

Die chronische Niereninsuffizienz ist eine schleichende Erkrankung, die oft unbemerkt bleibt, da in den frühen Stadien nur wenige Symptome auftreten. Häufig liefern jedoch Schwäche, Appetitlosigkeit, Übelkeit, Schwellungen oder Bluthochdruck die ersten Hinweise auf eine chronische Nierenerkrankung. Diabetes und Bluthochdruck zählen zu den zwei wichtigsten Ursachen.

Wichtige diagnostische Hinweise auf eine chronische Nierenerkrankung liefern Urinuntersuchungen, bei denen Protein im Urin nachgewiesen werden konnte, ein auffallend hoher Kreatininwert im Blutbild sowie durch den Ultraschall festgestellte „Schrumpfnieren". Der Kreatininwert spiegelt hierbei den Schweregrad der Nierenerkrankung wider und steigt progredient im Verlauf der Erkrankung an.

In den frühen Stadien der chronischen Niereninsuffizienz braucht der Patient einerseits die richtigen Medikamente, anderseits ist auch eine Ernährungsumstellung nötig. Dennoch muss man sich bewusst machen, dass diese Krankheit oftmals nicht heilbar ist. Die Therapie zielt darauf ab, den Verlauf der Erkrankung zu verlangsamen, Komplikationen vorzubeugen, und dabei dem Patienten noch für eine möglichst lange Zeit ein Gefühl des Wohlbefindens zu ermöglichen.

Schreitet die Erkrankung zu einem fortgeschrittenen Stadium voran (Terminalstadium), haben die Nieren bereits mehr als 90% ihrer Funktion eingebüßt. Zu diesem Zeitpunkt ist der Kreatininwert meistens um etwa

> Die Dialyse ist eine künstliche Methode zur Entfernung von Abfallprodukten und überschüssigen Flüssigkeit aus dem Blut. Das Verfahren wird notwendig, wenn die Funktionsfähigkeit der Nieren sehr stark eingeschränkt ist.

8-10 mg/dl erhöht. Die einzigen jetzt noch verbliebenen Behandlungsoptionen im Terminalstadium stellen die Nierenersatztherapie durch Dialyse (Hämodialyse und Peritonealdialyse) oder durch Nierentransplantation dar.

Die Dialyse ist ein Blutreinigungsverfahren, bei dem ausscheidungspflichtige Substanzen und überschüssige Flüssigkeiten aus dem Blut gefiltert werden, die sich sonst aufgrund der eingeschränkten Nierenfunktion im Körper ansammeln würden. Man darf hierbei jedoch nicht vergessen, dass die Dialyse kein Heilmittel für die chronische Niereninsuffizienz darstellt. Im fortgeschrittenen Stadium benötigt der Patient eine lebenslängliche, in regelmäßigen Abständen durchgeführte Dialysebehandlung. Nur eine erfolgreiche Nierentransplantation kann die Dialyse ersetzen. Zwei Formen der Dialyse sind die Hämodialyse und die Peritonealdialyse.

Die Hämodialyse (HD) ist das gebräuchlichste Verfahren. Mithilfe einer speziellen Maschine werden Abfallprodukte, überschüssige Flüssigkeiten und Salze aus dem Blut gefiltert. Dem gegenüber steht das Verfahren der kontinuierlichen ambulanten Peritonealdialyse, die auch zu Hause oder am Arbeitsplatz ohne eine Maschine durchgeführt werden kann.

Eine Nierentransplantation gilt als die beste Behandlungsoption für Nierenpatienten im Terminalstadium, da diese die effektivste Nierenersatztherapie ist.

Harnwegsinfekt

Zu den häufigen Symptomen eines Harnwegsinfektes zählen häufiges Wasserlassen, was oft von einem brennenden Gefühl begleitet wird, Schmerzen im Unterbauch sowie Fieber. In einer Urinuntersuchung deutet der Nachweis von weissen Blutzellen auf einen solchen Infekt hin.

> **Verzögerungen bei der Behandlung und eine unzureichende Therapie bei einem Harnwegsinfekt können bei Kindern zu irreversiblen Schäden an den Nieren führen.**

Den meisten Patienten mit einem Harnwegsinfekt kann mit einer Antibiotikatherapie geholfen werden. Bei Kindern muss dieser Erkrankung besondere Aufmerksamkeit geschenkt werden, da eine verzögerte oder fehlende Behandlung zu irreversiblen Schäden an den sich noch im Wachstum befindenden Nieren führen kann.

Bei Patienten, die an immer wiederkehrenden Harnwegsinfekten leiden, ist es wichtig, mittels einer sorgfältigen Untersuchung einen Harnwegsverschluss, Harnsteine oder anatomische Anomalien im Harnsystem bzw. eine Urogenitaltuberkulose auszuschließen. Bei Kindern gilt der Vesikorenale Reflux (VRR) als die häufigste Ursache von einem immer wiederkehrenden Harnwegsinfekt. Dabei handelt es sich um eine angeborene anatomische Anomalie, die den Rückfluss des Urins aus der Blase in einen oder beide Harnleiter zurück zu den Nieren verursacht.

Das Nephrotische Syndrom

Das Nephrotische Syndrom ist eine Nierenerkrankung, die besonders häufig bei Kindern auftritt. Das Leitsymptom ist das gehäufte Auftreten von sogenannten Ödemen (Schwellungen infolge von Flüssigkeitseinlagerungen). Weitere Typische Merkmale dieser Erkrankung sind: im Urin nachgewiesene Proteine (mehr als 3,5 Gramm pro Tag), niedrige Albuminwerte (Hypoalbuminämie) und hohe Cholesterinwerte im Blut, normaler Blutdruck und eine (noch) unauffällige Entgiftungsfunktion der Nieren.

Diese Krankheit lässt sich gut mit Medikamenten behandeln. Nach Absetzen der Therapie bleiben die Betroffenen erst einmal symptomfrei, doch in den meisten Fällen flammt die Erkrankung immer wieder auf.

Der zyklische Verlauf- das Ansprechen auf die Behandlung, die behandlungsfreie Zeit mit nachlassen der Symptome und dann die doch

> **Ein Patient kann über viele Jahre hinweg Nierensteine haben, ohne Beschwerden zu verspüren.**

wiederkehrenden Ödeme - ist charakteristisch für das Nephrotische Syndrom.

Der endlos erscheinende Kreislauf von erfolgreicher Therapie und Rückfall über viele Jahre hinweg bringt eine sorgenreiche Zeit für das Kind und die Familie mit sich. Dennoch darf man nicht vergessen, dass die langfristigen Aussichten für die meisten Kinder, die an dem Nephrotischen Syndrom leiden, sehr gut sind. Sie können ein gesundes Leben mit einer normalen Nierenfunktion führen.

Harnsteine

Harnsteine zählen zu den häufig auftretenden Nierenproblematiken. Besonders oft sind die Steine in Niere, Harnleiter und Blase zu finden. Infolgedessen verspüren die Betroffenen meistens schwere, unerträglich erscheinende Schmerzen und Übelkeit, müssen sich übergeben oder haben blutigen Urin. Dennoch gibt es aber auch Patienten, die Nierensteine über viele Jahre hinweg haben, aber keine Symptome aufweisen. Bei dieser Erkrankung findet vor allem die Ultraschalluntersuchung und das Röntgen für die Diagnosesicherung Verwendung.

In den meisten Fällen können kleine Harnsteine den Körper auf natürlichen Weg verlassen. Dafür muss der Patient viel trinken, sodass diese dann beim Wasser lassen mitausgeschieden werden. Wenn die Nierensteine jedoch immer wiederkehrende starke Schmerzen und Infektionen, eine Verlegung der Harnwege oder sogar eine Schädigung der Nieren verursachen, wird eine Entfernung nötig. Je nach Größe, Lage und Art der Harnsteine gibt es verschiedene Methoden, wie z.B. Lithotripsie, Endoskopie (die perkutane Nephrolithotomie (PCNL), Zystoskopie und Ureteroskopie) oder eine Operation.

Eine gutartige Vergrößerung der Prostata (BPH) ist die häufigste Ursache für Probleme im Harnsystem bei älteren Männern.

Da die Wahrscheinlichkeit für wiederkehrende Problematiken, die durch Harnsteine verursacht werden, bei 50-80% liegt, ist es sehr wichtig, dass in regelmäßigen Abständen ärztliche Untersuchungen erfolgen. Des Weiteren wird der Patient zu einer ausreichenden Flüssigkeitsaufnahme und das Einhalten von Diätempfehlungen angehalten.

Benigne Prostatahyperplasie (BPH)

Die nur bei Männern vorhandene Vorsteherdrüse, auch als Prostata bekannt, liegt direkt unter der Blase und umkleidet den Anfangsteil der Harnröhre. Im Alter von 50 Jahren, beginnt sich die Prostata zu vergrößern. Dies kann bei älteren Männern zu Problemen beim Wasserlassen führen, da durch die Vergrößerung die Harnröhre eingeengt wird.

Zu den Hauptsymptomen einer gutartigen Prostatahyperplasie zählen der nächtliche Harndrang, und das Nachträufeln am Ende des Wasserlassens. Für die Diagnosesicherung wird in der Regel der Ultraschall sowie die digitale rektale Untersuchung, bei der die Vergrößerung der Prostata mit dem Finger über das Rektum ertastet wird, angewendet.

Der großen Mehrheit der Patienten, die nur leichte bis moderate Symptome der BPH aufweisen, kann lange Zeit mit einer medikamentösen Behandlung geholfen werden. Bei Betroffenen, die unter schweren Beschwerden leiden und die Prostata sich sehr stark vergrößert hat, muss die Vorsteherdrüse chirurgisch entfernt werden.

Kapitel 6
Mythen und Fakten über Nierenerkrankungen

Mythos: Alle Nierenerkrankungen sind unheilbar.

Fakt: Die Aussage ist falsch, da bei frühzeitiger Diagnose und folgender Behandlung viele Nierenerkrankungen gut behandelt. Dadurch kann das Fortschreiten der Krankheit meistens verlangsamt oder sogar aufgehalten werden.

Mythos: Fällt eine Niere aus, kann es zu einem akuten Nierenversagen kommen.

Fakt: Nierenversagen tritt nur ein, wenn beide Nieren ausfallen. In der Regel weisen Betroffene keine Beschwerden auf, wenn nur eine Niere ihre Funktion nicht mehr ausüben kann. In diesem Fall sind auch die die Harnstoff- und Kreatininwerte im Blutbild unauffällig. Erst wenn beide Nieren versagen, sammeln sich Stoffwechselendprodukte im Körper an und es kommt zu einem Anstieg der eben genannten Parameter im Blutbild. Diese Veränderungen liefern dann zumeist erste Hinweise auf ein Nierenversagen.

Mythos: Besteht bereits eine Nierenerkrankung, dann deuten Ödeme auf ein Nierenversagen hin.

Fakt: Das stimmt so nicht immer. Bei bestimmten Erkrankungen der Nieren sind auch Ödeme vorhanden, obwohl die Nieren ganz normal entgiften. Dies ist beispielsweise bei dem Nephrotischen Syndrom der Fall.

Mythos: Alle Patienten, die an Nierenversagen leiden, weisen auch Ödeme auf.

Fakt: Auch diese Annahme ist falsch. Zwar weist eine Vielzahl dieser Patienten Ödeme auf, aber nicht alle. Einige Betroffene haben auch im fortgeschrittenen Stadium der Erkrankung noch keine

Wassereinlagerungen. Demzufolge schließt auch das Fehlen von Ödemen nicht zwangsläufig ein Nierenversagen aus.

Mythos: Alle Patienten mit einer Nierenerkrankung sollen viel Wasser trinken.

Fakt: Das ist nicht richtig. Personen, bei denen Steine im Harnsystem gefunden worden sind oder die an einer Harnwegsinfektion leiden, werden durchaus dazu angehalten, sehr viel Wasser zu trinken. Anders verhält es sich aber bei Patienten, die bereits eine reduzierte Urinausscheidung haben und Schwellungen am Körper aufweisen. In diesem Fall müssen die Betroffenen ihre Wasseraufnahme beschränken, sodass der Wasserhaushalt im Körper ausgeglichen bleibt.

Mythos: Mir geht es gut. Daher glaube ich nicht, dass ich ein Problem mit den Nieren habe.

Fakt: Die Mehrzahl der Patienten sind in den Anfangsstadien chronischer Nierenerkrankungen asymptomatisch, d.h. sie zeigen keine Symptome. Zu diesem frühen Zeitpunkt können nur im Labor untersuchte Blut- oder Urinproben erste Hinweise liefern.

Mythos: Mir geht es gut. Folglich muss ich die Behandlung meiner Nierenerkrankung nicht fortsetzen.

Fakt: Vielen Patienten, die an einem chronischen Nierenversagen leiden, fühlen sich durch die angesetzte Therapie wieder gesund, sodass sie ihre Medikamente absetzen und auch die ernährungsbedingten Empfehlungen missachten. Ein Abbruch der Behandlung kann jedoch sehr gefährlich werden. So kann es zu einer sehr schnell fortschreitenden Verschlechterung der Nierenfunktion kommen, wodurch die Patienten viel schneller Dialysepflichtig werden bzw. eine Nierentransplantation notwendig wird.

Mythos: Meine Kreatininwerte sind leicht erhöht. Dennoch fühle ich mich vollkommen gesund, weshalb ich mir um meine Gesundheit auch keine Sorgen mache.

Fakt: Bereits eine minimale Erhöhung des Kreatininwertes im Serum ist ein Hinwei auf eine erheblich beeinträchtigte Nierenfunktion und bedarf Aufmerksamkeit. Eine ganze Reihe verschiedener Nierenerkrankungen können die Nieren dauerhaft schädigen, sodass unverzüglich ein Facharzt aufgesucht werden sollte. Zunächst sollten wir uns jedoch klar machen, wie entscheidend eine Erhöhung des Kreatininwertes im Serum während der verschiedenen Stadien chronischer Nierenerkrankungen ist. Im Anfangsstadium verläuft die chronische Nierenerkrankung in der Regel asymptomatisch, sodass ein erhöhter Kreatininwert den einzigen Hinweis auf eine zugrunde liegende Nierenerkrankung liefern kann. Liegt dieser bei 1,6 mg/dl, bedeutet dies, dass die Nierenfunktion bereits um erheblich mehr als 50% vermindert ist! Die Aussichten sind evt. noch vielversprechend, wenn die chronische Nierenerkrankung zu diesem Zeitpunkt entdeckt wird und umgehend mit einer entsprechenden Behandlung begonnen wird. Durch die vom Nephrologen angeordnete Therapie kann die Nierenfunktion dann vielleicht noch für eine lange Zeit erhalten werden.

Wird ein Kreatininwert von 5,0 mg/dl ermittelt, bedeutet dies, dass die Nierenfunktion schon um 80% oder mehr vermindert ist. Dies weist auf eine ernsthaft beeinträchtigte Nierenfunktion hin. Eine Therapie wirkt sich positiv auf den Erhalt der Funktionsfähigkeit der Nieren aus. Gleichzeitig darf man aber nicht außer Acht lassen, dass es sich um ein sehr spätes Stadium der chronischen Niereninsuffizienz handelt und somit die Möglichkeit, ein bestmögliches Behandlungsergebnis zu erreichen, leider nicht mehr zu realisieren ist.

Das Terminalstadium der chronischen Niereninsuffizienz ist bei einem Kreatininwert von 10,0mg/dl erreicht, oftmals aber auch schon früher. In dieser Phase beträgt die Nierenleistung nur noch weniger als 10% und die Möglichkeiten, den Patienten mit Arzneimitteln zu helfen, sind zunehmend ausgeschöpft. Den meisten Betroffenen kann jetzt nur noch mit Nierenersatztherapie geholfen werden.

Mythos: Wurde einmal die Dialyse eingesetzt, bleibt man lebenslänglich Dialysepflichtig.

Fakt: Für wie lange ein Patient Dialysepflichtig bleibt, hängt von der Art seiner Nierenerkrankung ab. Eine akute Niereninsuffizienz stellt eine zeitlich begrenzte, potenziell reversible Form des Nierenversagens dar. Einige Patienten müssen demzufolge nur für sehr kurze Zeit an die Dialyse. Mit etwas Glück erholen sich die Nierenfunktionen schnell wieder. Die durch Angst vor einer lebenslangen Dialysepflicht hervorgerufene Verzögerung des Behandlungsbeginns kann lebensbedrohlich werden.

Dem gegenüber steht die chronische Niereninsuffizienz, die die irreversible, progrediente Form des Nierenversagens darstellt. Im fortgeschrittenen Stadium der Erkrankung wird eine lebenslange Nierenersatztherapie (Dialyse oder Nierentransplantation) notwendig.

Mythos: Die Dialysebehandlung heilt Nierenversagen.

Fakt: Nein, die Dialyse kann das Nierenversagen nicht heilen. Die sogenannte Blutwäsche ist nur ein Nierenersatz, eine effektive und lebensrettende Maßnahme, die bei der Behandlung von Nierenversagen zum Einsatz kommt, um anfallende Abfallstoffe und überschüssiges Wasser aus dem Blut zu filtern und den Elektrolyt- sowie den Säure-Basen- Haushalt aufrechterhält. Somit übernimmt die Dialyse die Funktion der Nieren außerhalb vom Körper. Diese Therapieoption ermöglicht den Patienten ein weitestgehend symptomfreies Leben trotz des Nierenversagens.

Mythos: Im Falle einer Nierentransplantation können Frauen bzw. Männer ihre Niere nicht an das andere Geschlecht spenden.

Fakt: Diese Aussage ist falsch. Frauen und Männer können ihre Niere durchaus einer Person anderen Geschlechts spenden, weil kein Unterschied im Bau und der Funktion der Nieren von weiblichen und männlichen Spendern besteht.

Mythos: Die Nierenspende wirkt sich auf die Gesundheit und Sexualität aus.

Fakt: Die Nierenspende ist ein sicheres Verfahren und es konnten keine Auswirkunge auf die Gesundheit oder das Sexualleben nachgewiesen werden. Nierenspender können i.d.R. ein ganz normales Leben führen und auch Kinder zur Welt bringen.

Mythos: Ist es möglich eine Niere für eine Transplantation käuflich zu erwerben?

Fakt: Der Kauf bzw. Verkauf von Organen ist eine Straftat.

Mythos: Mein Blutdruck ist jetzt im Normbereich, sodass ich keine Blutdrucksenkenden Medikamente brauche. Ich fühle mich besser, wenn ich diese Tabletten nicht einnehme, warum sollte ich die Behandlung also fortsetzen?

Fakt: Viele Patienten, die an Bluthochdruck leiden, setzen ihre Medikamente ab, nachdem ihr Blutdruck unter Kontrolle gebracht worden ist, da sie keine Symptome mehr aufweisen und sich besser fühlen, wenn sie die Medikamente nicht nehmen. Aber unkontrollierter Bluthochdruck ist viel gefährlicher, als viele Menschen annehmen, da er langfristig ernsthafte Probleme wie Herzinfarkt, Nierenversagen und Schlaganfall hervorrufen kann. Infolgedessen ist es unbedingt notwendig, dass die Medikamenteneinnahme regelmäßig erfolgt, auch wenn keine Symptome von Bluthochdruck mehr auftreten und man sich in gegenwärtig gesund fühlt.

Mythos: Nur Männer besitzen Nieren.

Fakt: Bei Männern und Frauen liegen die Nieren im oberen-hinteren Bereich des Bauches. Bei beiden Geschlechtern stimmen Bau und Funktion der Nieren überein.

Kapitel 7
Prävention von Nierenerkrankungen

Nierenerkrankungen können verheerend enden. So können sie den progressiven Verlust der Nierenfunktion verursachen, welcher letztendlich zum Nierenversagen führt. Schlussendlich bleibt für diese Patienten dann nur noch die Möglichkeit der Nierenersatztherapie durch Dialysebehandlung oder eine Nierentransplantation. Aufgrund der hohen Kosten und der unzureichenden Verfügbarkeit der eben genannten Behandlungsoptionen, erreicht in Entwicklungsländern nur 5-10% der von Nierenversagen Betroffenen eine entsprechende Therapie. Chronisches Nierenversagen ist eine häufig auftretende Erkrankung, für die es keine Heilung gibt. Somit stellt die Prävention die einzige Option dar. Früherkennung und eine sofortige Behandlung ermöglichen es, die Verschlechterung der chronischen Nierenerkrankung aufzuhalten und somit auch die Dialysebehandlung bzw. eine Transplantation hinauszuzögern.

Wie kann man Nierenerkrankungen verbeugen?

Man sollte sich der Dringlichkeit gesunder Nieren bewusst werden. Im Folgenden werden wichtige Aspekte zur Prävention und Pflege bei Nierenerkrankungen vorgestellt.

1. Präventionsmaßnahmen bei gesunden Personen
2. Präventionsmaßnahmen bei Nieren-Patienten

Präventionsmaßnahmen bei gesunden Personen

Sieben effektive Möglichkeiten, die die Gesundheit der Nieren fördern:

1. Seien Sie fit und aktiv

Regelmäßige Bewegung und tägliche körperliche Aktivität tragen dazu bei, dass der Blutdruck und Blutzucker im Normbereich bleiben, was wiederum das Risiko, an Diabetes oder Bluthochdruck zu erkranken, senkt. Infolgedessen ist auch die Gefahr, jemals von einer chronischen Nierenerkrankung betroffen zu sein, verringert.

2. Ernähren Sie sich gesund

Eine ausgewogene und gesunde Ernährung mit viel frischem Obst und Gemüse ist wichtig. Essen Sie weniger Fertiggerichte und Fleisch. Reduzieren Sie den Anteil von Zucker und Fett in ihrer Ernährung. Wenn Sie über 40 Jahre alt sind, hilft eine verringerte Aufnahme von Salz, Bluthochdruck und Nierensteinen vorzubeugen.

3. Kontrollieren Sie ihr Gewicht

Halten Sie ihr Gewicht aufrecht im Einklang mit gesunder Ernährung und regelmäßiger körperlicher Aktivität. Dies hilft Diabetes, Herzkrankheiten und anderen mit chronischen Nierenerkrankungen assoziierten Problematiken vorzubeugen.

4. Hören Sie auf, zu rauchen

Rauchen begünstigt die Entwicklung von Arteriosklerose. Die entstehenden Ablagerungen in den Gefäßen verringern den Blutzufluss zu den Nieren, was wiederum ihre Funktionsfähigkeit einschränkt.

5. Vermeiden Sie die ständige Einnahme von Schmerzmitteln

Vermeiden sie den übermäßigen Gebrauch von rezeptfreien Schmerzmitteln. Allgemein weit verbreitete Medikamente wie nichtsteroidale Antiphlogistika (z.B. Ibuprofen) verursachen bei regelmäßiger Einnahme Nierenschäden und Nierenversagen. Fragen Sie Ihren Arzt nach geeigneteren Möglichkeiten ihre Schmerzen unter Kontrolle zu bringen, ohne dabei Ihre Nieren zu gefährden.

6. Trinken Sie viel Wasser

Man sollte täglich ausreichend Wasser (ca. 1,5-3 Liter am Tag, je nach Witterung) zu sich nehmen. Das hilft den Urin zu verdünnen, Abfallstoffe auszuscheiden und beugt Nierensteinen vor.

7. Eine jährliche Nierenuntersuchung

Nierenerkrankungen kommen schleichend und verursachen zu Beginn keine Beschwerden. Symptome fallen erst im fortgeschrittenen Stadium auf. Die effektivste, aber leider nur selten genutzte Möglichkeit zur Früherkennung und Prävention von Nierenerkrankungen, ist eine regelmäßige Nierenuntersuchung. Ein jährlicher Check-up ist für Risikopatienten, also Personen, die an Diabetes, Bluthochdruck oder Übergewicht leiden bzw. bei denen bereits Nierenerkrankungen in der Familie bekannt sind, ein Muss. Auch wenn Sie über 40 Jahre alt sind und Ihnen Ihre Nieren wichtig sind, sollten sich auf eine jährliche Vorsorgeuntersuchung nicht verzichten. Einfache Methoden zur Früherkennung umfassen eine jährliche Blutdruckmessung, eine Urinuntersuchung und die Ermittlung des Kreatininwertes im Blut.

Präventionsmaßnahmen bei Nieren-Patienten

1. Ein Bewusstsein für Nierenerkrankungen entwickeln und die frühzeitige Diagnose

Behalten Sie Ihren Körper im Blick und achten Sie auf eventuelle Symptome, die auf Erkrankungen der den Nieren hinweisen könnten. Zu den typischen Anzeichen gehören Schwellungen an den Füßen und im Gesicht, Appetitlosigkeit, Übelkeit, Erbrechen, Blässe, Schwäche, häufiges Wasserlassen und der Nachweis von Blut oder Protein im Urin. Treten solche Beschwerden auf, ist es ratsam, einen Arzt aufzusuchen, der dann eine Untersuchung der Nieren durchführen kann.

2. Vorsorgemaßnahmen bei Diabetikern

Diabetes gilt weltweit als Hauptursache für chronische Nierenerkrankungen und Nierenversagen. Folglich sind Vorsorgemaßnahmen zur Vermeidung von Nierenerkrankungen für jeden Diabetiker nötig. Bei mehr als 45% der neu diagnostizierten, sich im Endstadium einer Nierenerkrankung befindenden Patienten gilt Diabetes als Auslöser für die Erkrankung der Nieren. Um die Früherkennung bei Diabetespatienten zu gewährleisten, sollten alle drei Monate der Blutdruck kontrolliert und eine Urinprobe mittels Teststreifen analysiert werden. Die beste Untersuchung, die die Früherkennung einer Diabetischen Nephropathie ermöglicht, ist der Urintest auf Mikroalbuminurie, welcher einmal jährlich durchgeführt werden sollte. Auch die Ermittlung des Kreatininwertes zur Beurteilung der Nierenfunktion sollte mindestens einmal im Jahr erfolgen.

Außerdem sind Bluthochdruck, Schwellungen, diabetische Retinopathie, nachgewiesene Eiweiße im Urin, sinkender Blutzucker und somit die Reduzierung von benötigten Insulin wichtige Anzeichen für in Mitleidenschaft gezogene Nieren aufgrund des Diabetes. Seien Sie sich diesen Signalen bewusst und suchen Sie Ihren Doktor bei Auffälligkeiten auf.

Zur Vermeidung einer diabetischen Nephropathie sollten Diabetiker ihren Blutzucker sehr genau kontrollieren, ihren Blutdruck unter 130/80mmHg halten, und die Menge von Fetten und Eiweißen, die über die Nahrung aufgenommen werden, reduzieren.

3. Vorsorgemaßnahmen bei Bluthochdruckpatienten

Bluthochdruck gilt als zweithäufigster Verursacher chronischer Nierenerkrankungen. Da die Hypertonie den Betroffen keine Beschwerden macht, setzen viele Bluthochdruckpatienten Ihre Medikamente häufig ab oder nehmen sie unregelmäßig. Einige Patienten vertreten auch die Meinung, sich nach Absetzen der Medikamente besser zu fühlen. Diese Überzeugung ist jedoch sehr gefährlich und kann weitreichende Konsequenzen tragen. So kann über lange Zeit unkontrollierter Bluthochdruck zu ernsthaften Problemen, wie z.B. Herzinfarkt, Schlaganfall oder chronische Nierenerkrankungen, führen.

Um Nierenerkrankungen zu vermeiden, sollten Bluthochdruckpatienten auf eine regelmäßige Einnahme ihrer Medikamente achten, regelmäßig

Ihren Blutdruck kontrollieren und sich gesund ernähren, wobei sie auf eine Salz arme Nahrung achten sollten. Ziel der Therapie ist es, den Blutdruck langfristig unter 130/80mmHg zu stabilisieren. Um eine Früherkennung von Nierenerkrankungen garantieren zu können, ist eine jährliche Untersuchung des Kreatininwertes und des Urins nötig.

4. Vorsorgemaßnahmen bei chronischen Nierenerkrankungen

Die chronische Nierenerkrankung ist nicht heilbar. Dennoch kann das Fortschreiten der Erkrankung und somit die Dialysepflicht bzw. die Nierentransplantation lange hinausgezögert werden, wenn eine frühzeitige Diagnose gestellt werden kann, eine ordnungsgemäße Behandlung erfolgt und die Betroffenen sich an die Ernährungsempfehlungen halten. Die sorgfältige Kontrolle des Blutdrucks gilt als effektivste Therapiemöglichkeit, um das Fortschreiten der Krankheit zu verlangsamen. Es wird dringend empfohlen, dass der Blutdruck keine Werte über 130/80 mmHh erreichen sollte. Der einfachste Weg, Bluthochdruck im Auge zu behalten, sind regelmäßige Messungen, die zu Hause durchgeführt werden können, und dann in einer Tabelle festgehalten werden. Dies ermöglicht dem Arzt die Medikamente auf Ihre Bedürfnisse genau abzustimmen.

Weiter sollten bei Patienten mit chronischen Nierenversagen auch andere Faktoren wie Hypotonie, Dehydratation, Harnwegverschluss, Sepsis, die ständige Einnahme von nephrotoxischen Arzneimitteln usw. ausgeschlossen werden. Das beheben dieser Probleme, kann bereits eine Verbesserung der Nierenfunktion bewirken.

5. Früherkennung und Behandlung von Zystennieren

Die autosomal-dominante polyzystische Nierenerkrankung (ADPKD) ist die am häufigsten auftretende und schwerwiegendste vererbbare Erkrankung der Nieren, die etwa 6-8% der Dialysepatienten ausmacht. Jeder, bei dem Zystennieren bereits in der Familie aufgetreten sind, hat ein erhöhtes Risiko daran zu erkranken, sodass in diesem Fall eine

Ultraschalluntersuchung zur Früherkennung empfohlen wird. Die polyzystische Nierenerkrankung ist nicht heilbar. Dennoch können die Kontrolle von Bluthochdruck, die Behandlung von Harnwegsinfekten, diätetische Einschränkungen und bestimmte Medikamente dazu beitragen, den Krankheitsverlauf zu verlangsamen und Komplikationen vorzubeugen.

6. Früherkennung und Behandlung von Harnwegsinfektionen bei Kindern

Bekommt ein Kind aus unerklärlichen Gründen Fieber, muss häufig Wasserlassen und verspürt dabei ein schmerzhaftes Brennen, leidet an Appetitlosigkeit und nimmt nur schwer an Gewicht zu, sollte ein Harnwegsinfekt nicht sofort ausgeschlossen werden. Jeder Harnwegsinfekt, insbesondere von Fieber begleitete, bringen ein Risiko für Schäden an den Nieren mit sich. Das Risiko nimmt zu, wenn der Infekt nicht diagnostiziert, zu spät oder nicht ausreichend behandelt wird. Mögliche bleibende Schäden könnten u.a. Nierennarben, schlechtes Wachstum der Nieren, Bluthochdruck und Nierenversagen sein. Aus diesem Grund müssen Harnwegsinfekte bei Kindern nicht nur rechtzeitig festgestellt und behandelt werden, sondern auch die zu Grunde liegenden prädisponierenden Anomalien oder Risikofaktoren müssen gründlich analysiert werden. Beispielsweise gilt der Vesikorenale Reflux als häufigste angeborene Ursache bei 50% der von Harnwegsinfekten betroffenen Kinder. Bei allen Kindern mit einem Harnwegsinfekt ist eine Nachsorgeuntersuchung obligatorisch.

7. Wiederkehrende Harnwegsinfektionen bei Erwachsenen

Bei alle Patienten, die von wiederkehrenden Harnwegsinfekten betroffen sind oder nur unzureichend auf die Therapie ansprechen, müssen die genetisch bedingten Faktoren identifiziert werden. Bestimmte zugrunde liegende Ursachen, wie z.B. die Verlegung der Harnwege oder Nierensteine, bringen ein erhöhtes Risiko für Schäden an den Nieren mit sich, wenn sie unbehandelt bleiben. Demzufolge ist auch hier eine frühzeitige Diagnose und Behandlung der Ursachen für einen Harnwegsinfekt sehr wichtig.

8. Die Behandlung von Nierensteinleiden und gutartiger (benigner) Prostatahyperplasie (BPH)

Eine Vielzahl der Patienten, die Nierensteine haben, ist lange Zeit asymptomatisch, wodurch die Krankheit nicht bemerkt wird und somit auch keine rechtzeitige Behandlung erfolgen kann. Auch viele ältere Männer, die von Benigner Prostatahyperplasie betroffen sind, leugnen ihre Probleme für sehr lange Zeit. Aber auch diese beiden Krankheitsbilder verursachen, wenn sie unerkannt bleiben, Schäden an den Nieren. Gründliche Nachsorgeuntersuchungen und eine frühzeitige Behandlung können die Nieren schützen.

9. Bluthochdruck in der Jugend

Bluthochdruck in jungen Jahren ist sehr ungewöhnlich und verlangt immer eine intensive Suche nach den zugrunde liegenden Ursachen. Der wahrscheinlichste Grund für Bluthochdruck in der Jugend ist eine Erkrankung der Nieren. In jedem Fall ist eine genaue Untersuchung in Hinblick auf eine frühzeitige Diagnose und daraus folgende Behandlung verbindlich.

10. Frühzeitige Behandlung des akuten Nierenversagens

Zu den wichtigsten Ursachen des akuten Nierenversagens (plötzlich auftretende Verminderung der Nierenfunktion) zählen Durchfall, Erbrechen, Malaria tropica, Hypotonie, Sepsis, die Einnahme bestimmter Medikamente (ACE-Hemmer, nichtsteroidale Antirheumatika) usw. Eine frühzeitige und geeignete Behandlung dieser Ursachen kann Betroffene vor dem Nierenversagen bewahren.

11. Nehmen Sie Medikamenten mit Vorsicht ein

Seien Sie aufmerksam. Viele der sogenannten „over-the-counter"

Medikamente, die also rezeptfrei erworben werden können, erhöhen bei anhaltender Einnahme das Risiko für Nierenerkrankungen, insbesondere bei älteren Menschen. Solche Arzneimittel werden viel in den Medien umworben, während die oft auftretenden schädlichen Konsequenzen dieser Mittel weitgehend verschwiegen werden. Vermeiden Sie die Einnahme von freiverkäuflichen Analgetika (Schmerzmittel) gegen Kopf- und Gliederschmerzen. Die Medikamenteneinnahme unter der Anordnung und Kontrolle eines Arztes ist viel sicherer als eine selbstständig angesetzte, medikamentöse Behandlung bzw. die unnötige Einnahme von Arzneimitteln. Weiter ist die Annahme, dass Naturheilverfahren (Ayurvedische Medizin, chinesische Kräuter etc.) und Nahrungsergänzungsmittel immer unbedenklich angewendet werden können, falsch. Beispielsweise können Schwermetalle, die z.B. in der Ayurvedischen Medizin eingesetzt werden, Nierenschäden verursachen.

12. Vorsorgemaßnahmen für Menschen, die nur eine Niere haben

Auch Menschen, die nur über eine Niere verfügen, können ein normales Leben führen. Dennoch müssen bestimmte Vorsorgemaßnahmen beachtet werden, weil sie über keine zweite „Ersatzniere" verfügen. Demzufolge sollten Betroffene ihren Blutdruck kontrollieren, viel trinken und sich gesund ernähren, wobei besonders auf salzige und eiweißreiche Lebensmittel verzichtet werden sollte. Die wichtigste Maßnahme ist jedoch die regelmäßige ärztliche Vorsorgeuntersuchung. Mindestens einmal im Jahr sollte ein Arzt aufgesucht werden, sodass die Kontrolle des Blutdrucks, Untersuchung von Urin und Blut und wenn nötig eine Ultraschalluntersuchung erfolgt.

Teil 2

Die wichtigsten Nierenkrankheiten und ihre Behandlung

- **Vorbeugung, Diagnose und Behandlung von Nierenkrankheiten**

- **Informationen zur Dialyse**

- **Informationen zur Nierentransplantation**

- **Häufige Nierenkrankheiten**

- **Diätempfehlungen für Patienten mit chronischen Nierenkrankheiten**

Kapitel 8
Was ist ein Nierenversagen?

Das Filtern von ausscheidungspflichtigen Abfallstoffen, das Entfernen überschüssiger Flüssigkeiten aus dem Körper sowie das Aufrechterhalten des Säure-Basen-Haushalts zählen zu den wichtigsten Funktionen der Nieren. Kommt es nun zu einer Verringerung dieser Nierenfunktionen spricht man von einem Nierenversagen.

Wie kann Nierenversagen diagnostizieren werden?

Die Blutwerte von Kreatinin und Harnstoff geben Auskunft über die Nierenfunktion. Ein Anstieg ihrer gemessenen Konzentrationen deutet auf eine Reduzierung der Leistungsfähigkeit beider Nieren hin. Hierbei darf man nicht vergessen, dass bereits ein minimaler Anstieg von Kreatinin bereits eine erhebliche Verminderung der Nierenleistung wiederspiegelt. So hat die Funktionstüchtigkeit der Nieren bereits um wesentlich mehr als 50% abgenommen, wenn der im Serum gemessene Kreatininwert 1,6 mg/dl beträgt!

Kann der Ausfall nur einer Niere zu Nierenversagen führen?

Nein. Da ein Mensch über zwei Nieren verfügt, wird die gesunde Niere die Arbeitsleistung der anderen weitestgehend übernehmen, wenn diese versagt oder entfernt worden ist.

Die zwei Hauptformen von Nierenversagen

Man unterscheidet zwischen akutem Nierenversagen und der chronischen Nierenerkrankung, die auch als chronische Insuffizienz bzw. chronisches Nierenversagen bekannt ist.

Bei der Diagnose eines Nierenversagens hat sich die Nierenfunktion in der Regel bereits um über 50% vermindert.

Akutes Nierenversagen

Bei einem akuten Nierenversagen (auch akute Niereninsuffizienz genannt) kommt es zu einer schnellen Abnahme oder sogar den Verlust der Nierenfunktion über einen sehr kurzen Zeitraum. Die Ursachen hierfür sind variabel. Diese Form des Nierenversagens ist in der Regel nur ein vorübergehender Zustand. Mit den entsprechenden Medikamenten kann bei den meisten Patienten wieder die normale Leistungsfähigkeit der Nieren hergestellt werden.

Chronische Nierenerkrankung

Der progressive und irreversible Verlust der Nierenfunktion über Monate und Jahren hinweg wird als chronische Nierenerkrankung bezeichnet. Bei dieser nicht heilbaren Erkrankung nimmt die Nierenfunktion nur langsam aber dafür sehr kontinuierlich ab. Nach einem langen Zeitraum ist die Leistungsfähigkeit der Nieren dann soweit vermindert, dass sie fast vollständig aufhören zu arbeiten. Dieses fortgeschrittene und lebensbedrohliche Stadium wird auch terminale Niereninsuffizienz oder endgültiges Nierenversagen genannt.

Was ist akutes Nierenversagen?

Bei einem akuten Nierenversagen (ANV) stellen die Nieren innerhalb kürzester Zeit (über Stunden, Tage oder wenige Wochen) ihre Funktion ein. Diese Funktionseinschränkung ist oftmals reversibel.

Was verursacht ein akutes Nierenversagen?

Die Ursachen für ein akutes Nierenversagen sind sehr variabel. Zu den häufigsten Gründen zählen:

1. Eine reduzierte Blutzufuhr zu den Nieren verursacht durch starken Blutverlust, Verbrennungen, schwerwiegende Dehydration infolge von Durchfall oder ein Abfall des Blutdrucks, was wiederum eine Vielzahl von Gründen haben kann

2. Infolge einer schweren Infektion, ernsthaften Erkrankungen oder nach einer großen Operation

3. Plötzliche Harnabflussstörungen: in den meisten Fällen blockieren Nierensteine die Harnwege

4. Weitere Ursachen können sein: Malaria tropica, Leptospirose, Schlangenbiss, bestimmte Nierenerkrankungen, Schwangerschaft, Nebenwirkungen bestimmter Medikamente (z.B. nichtsteroidale Antirheumatika, also Schmerzmittel mit entzündungshemmender Wirkung wie Ibuprofen; Kontrastmittel, Aminoglykosoide etc.)

Symptome des akuten Nierenversagens

Bei einem akuten Nierenversagen verschlechtert sich die Nierenfunktion innerhalb kürzester Zeit. Infolgedessen sammeln sich überschüssige Flüssigkeiten und Giftstoffe im Körper an, die nicht mehr ausreichend ausgeschieden werden, und es kommt zu Störungen im

---

Akutes Nierenversagen beschreibt den schnell fortschreitenden, in der Regel jedoch vorrübergehenden Verlust von Nierenfunktionen.

Elektrolythaushalt. Weil die Nierenfunktion jedoch so plötzlich aussetzt, zeigt der Patient frühe und wichtige Symptome auf.

Die Art der Symptome sowie ihre Ausgeprägtheit variieren von Patient zu Patient. Anzeichen für ein akutes Nierenversagen können sein:

1. Symptome, die im Zuge anderer zugrunde liegenden Problematiken auftreten. Dazu zählen z.B. Durchfall, Blutverlust, Fieber und Schüttelfrost.

2. Eine verminderte Urinabgabe, wobei es auch einige wenige Patienten gibt, die weiterhin ein normales Urinvolumen aufweisen. Überschüssige Flüssigkeiten, die nicht mehr ausreichend ausgeschieden werden können, sammeln sich im Körper an und führen zu Schwellungen an Knöcheln und Füße. Infolgedessen nehmen die Pateinten auch an Gewicht zu.

3. Appetitlosigkeit, Übelkeit, Erbrechen, Schluckauf, Müdigkeit, Lethargie und Verwirrung.

4. Schwerwiegende und lebensbedrohliche Symptome wie Atemnot, Brustschmerz, Krämpfe, Bewusstlosigkeit, Erbrechen von Blut und Herzrhythmusstörungen, welche durch erhöhte Kaliumwerte verursacht werden.

5. In einem frühen Stadium des akuten Nierenversagens sind einige Patienten auch symptomfrei, sodass die Krankheit dann zufällig im Zuge einer Blutuntersuchung, die aus anderen Gründen durchgeführt wurde, erkannt wird.

Diagnose des akuten Nierenversagens

Einige Patienten, die von einem akuten Nierenversagen betroffen sind, zeigen zu Beginn nur unspezifische Symptome auf oder sind sogar symptomfrei. Aus diesem Grund sollte man bei Patienten, die an Krankheiten leiden, die zu einem akuten Nierenversagen führen können, bzw. bei Personen, die auch nur die leisesten Anzeichen eines

> **Symptome eines akuten Nierenversagens werden einerseits durch andere zugrunde liegende Erkrankungen, anderseits aber auch durch schwere Nierenprobleme verursacht.**

Nierenproblems aufweisen, immer hinsichtlich eines akuten Nierenversagens untersuchen. Die Diagnose wird durch eine Blutuntersuchung (hier ist vor allem ein Anstieg des Kreatinin- und Harnstoffwertes ausschlaggebend), die Bestimmung der Urinmenge, eine Analyse der Urinprobe und einer Ultraschalluntersuchung gesichert. Des Weiteren wird bei Betroffenen eine ausführliche Anamnese erhoben und eine gründliche Untersuchung durchgeführt, um so die Ursachen, eventuelle Komplikationen sowie den Verlauf der Krankheit feststellen bzw. bewerten zu können.

Die Behandlung des akuten Nierenversagens

Mit einer entsprechenden Behandlung kann es nach einem akuten Nierenversagen zu einer weitestehenden Rückkehr der Nierenfunktionen kommen. Ein verzögerter Behandlungsbeginn oder eine nicht ordnungsgemäße Therapie kann jedoch lebensbedrohlich werden.

Wichtige Schritte bei der Behandlung eines akuten Nierenversagens:

1. Korrektur bzw. Behandlung der Ursachen

2. Medikamentöse Therapie und unterstützende Maßnahmen

3. Ernährungsberatung

4. Dialyse

- Das Identifizieren und die daraus resultierende Therapie der zugrunde liegenden Ursachen des akuten Nierenversagens ist der wichtigste Aspekt der Behandlung

- Die gezielte Behandlung der Ursachen wie niederiger Blutdruck, Infekte oder Verlegung der Harnwege ist essentiell für den Heilungsprozess.

Mithilfe der richtigen Behandlung erholen sich die Nieren im Falle eines akuten Nierenversagens in der Regel wieder .

- Eine solche Behandlung bewahrt die Nieren vor weiteren Schäden und ermöglicht überhaupt erst die Heilung.

2. Medikamentöse Therapie und unterstützende Maßnahmen

- Das Ziel besteht darin die Nieren in ihrer Funktion zu unterstützen und anderen Komplikationen vorzubeugen bzw. diese zu behandeln.

- Die Behandlung von Infektionen ist obligatorisch, wobei Medikamente, die giftig und schädlich für die Nieren sind, vermieden werden müssen.

- Verwendung von Diuretika: Medikamente wie Furosemid tragen zur Steigerung der Urinmenge bei, wodurch Ödemen und Kurzatmigkeit vorgebeugt werden kann.

- Unterstützende Maßnahmen: es erfolgt eine zusätzliche Medikamentengabe zur Behandlung weiterer Beschwerden (z.B. zu niedriger Blutdruck, erhöhter Blutkaliumwert, Krämpfe, Kurzatmigkeit sowie Übelkeit und Erbrechen)

3. Ernährungsberatung

- Angemessene Ernährungreduzieren bzw. beugen Symptomen und Komplikationen einer akuten Nierenerkrankung vor.

- Messen der Flüssigkeitszufuhr: die tägliche Flüssigkeitsaufnahme sollte geplant sein, wobei das Urinvolumen und die vom Körper benötigen Flüssigkeitsmengen nicht außer Acht gelassen werden sollten. Häufig sind Eingrenzungen der Flüssigkeitsaufnahme nötig, um Ödemen und Komplikationen wie Kurzatmigkeit vorzubeugen.

- Eine eingeschränkte Kaliumaufnahme: Vermeiden Sie eine kaliumreiche Ernährung, die u.a. Früchte, Säfte, Trockenfrüchte usw. beinhaltet. Dies beugt einen Anstieg des Kaliumwertes im Blut vor, was wichtig ist, denn eine sogenannte Hyperkaliämie stellt eine

> Bei einem akuten Nierenversagen, bei welchem frühzeitig mit einer entsprechenden medikamentösen Behandlung begonnen wird, können die Nieren sich wieder erholen, ohne, dass Betroffene an die Dialyse müssen.

ernsthafte, lebensbedrohliche Komplikation bei akuten Nierenversagen dar.

- Eingeschränkte Salzzufuhr: eine verringerte Salzaufnahme trägt dazu bei das Durstgefühl zu senken und beugt der Entstehung von Ödemen und anderen Komplikationen, wie Bluthochdruck und Atemnot, vor.

- Es sollte auf eine bewusste Ernährung geachtet werden und gegebenenfalls kalorische Ergänzungsmaßnahmen ergriffen werden.

4. Dialyse

Der zeitweise Ersatz der Nierenfunktion mittels der Dialyse, die sozusagen eine künstliche Niere außerhalb des Körpers darstellt, kann bei manchen Patienten notwendig werden, bis sich die Nieren wieder erholt haben und ihre Funktion wieder aufnehmen können.

Was ist die Dialyse?

Die Dialyse ist eine Maschine, die durch ihre Arbeitsweise die Funktionen der beschädigten Niere ersetzt. Diese Methode trägt dazu bei Menschen, die an schweren Nierenversagen leiden, am Leben zu erhalten. Die wichtigsten Aufgaben der Dialyse sind das Filtern von Blut, um ausscheidungspflichtige Giftstoffe und überschüssige Flüssigkeit aus dem Körper zu entfernen, und das Aufrechterhalten des Gleichgewichts im Wasser-, Säure-Basen- und Elektrolythaushalt. Die gebräuchlichsten Formen der Dialyse stellen die Hämodialyse und die Peritonealdialyse dar.

Wann wird die Dialyse bei einem akutem Nierenversagen benötigt?

Die Dialyse wird bei den Patienten nötig, die von einer sehr schweren Form des akuten Nierenversagens betroffen sind und bei denen eine

> **In anderen Fällen werden die Patienten jedoch für ein paar Tage dialysepflichtig, wobei eine Verzögerung des Behandlungsbeginns lebensbedrohlich werden kann.**

stetige Verschlechterung der Symptome zu beobachten ist, obwohl eine entsprechende medikamentöse Behandlung erfolgt. Mithilfe der Dialyse kann der Patient am Leben erhalten bleiben trotz eines schweren Nierenversagens. Zu den häufigsten Gründen zum Beginn einer Dialysebehandlung zählen starke Wassereinlagerungen mit Atemnot, ein unkontrollierbarer Bluthochdruck, eine unkontrollierbare Hyperkaliämie und eine schwere Übersäuerung des Blutes.

Wie lange ist eine Dialysebehandlung bei einem akuten Nierenversagens nötig?

- Einige Patienten müssen nur für einige Tage an die Dialyse, um die Nieren zu entlasten, wenn sich die Nieren rasch von der Schädigung erholen.

- Bei manchen Patienten erholen sich die Nieren erst nach 1-4 Wochen, so dass die Betroffene in dieser Phase die ganze Zeit Dialyse benötigen.

- Die Annahme, dass eine einmalig durchgeführte Dialyse den Patienten lebenslang an die Dialyse bindet, ist falsch. Hingegen kann die Verzögerung der Behandlung wegen Angst vor der permanenten Dialysepflicht lebensbedrohlich werden.

Prävention des akuten Nierenversagens

- eine frühzeitige Behandlung potentieller Ursachen sowie eine regelmäßige Untersuchung der Nierenfunktion

- das Vermeiden von Hypotonie und gegebenenfalls die sofortige Behandlung dieser Problematik

- die Einnahme nierenschädigender Medikamente vermeiden

- Infektionen und eine reduzierte Urinausscheidung sofort behandeln

Kapitel 10

Chronische Niereninsuffizienz: Ursachen

Unter den verschiedenen Nierenerkrankungen ist die chronische Niereninsuffizienz eine gefürchtete Krankheit, weil die Medizin bis heute noch keine Therapie kennt, die vollständige Heilung verspricht. Weltweit nimmt die Anzahl der Patienten, die von der chronischen Nierenkrankheit und Nierenversagen betroffenen sind, rasant zu. Eine von zehn Personen leidet heute bereits an einer chronischen Nierenerkrankung. Hauptursachen für die steigenden Zahlen sind v.a. zunehmend hohes Alter, Bluthochdruck, Diabetes, Fettleibigkeit, Rauchen und erhöhte Cholesterinwerte.

Was passiert bei der chronischen Niereninsuffizienz?

Der schrittweise und dauerhafte Verlust der Nierenfunktion über Monate und Jahre hinweg wird als chronische Niereninsuffizienz bzw. chronische Nierenkrankheit bezeichnet. Ein erhöhter Kreatininwert im Serum, der bei einem Bluttest festgestellt wird, sowie verkleinerte, geschrumpfte Nieren, die bei der Ultraschalluntersuchung auffallen, gehören zu den typischen Erkennungszeichen der chronischen Niereninsuffizienz. Chronisches Nierenversagen ist ein Begriff, der früher sehr gebräuchlich war und welcher häufig als Synonym für die chronische Nierenkrankheit benutzt wird. Dennoch erweckt diese Bezeichnung oftmals den Eindruck, dass die Nieren bereits ihre komplette Funktionsfähigkeit eingebüßt hätten- was nicht zwangsläufig der Fall sein muss. Aus diesem Grund bevorzugt man heute den Begriff „chronische Nierenkrankheit", da bei den Betroffenen in der Regel lediglich eine leichte oder moderate Reduktion der Nierenfunktion nachzuweisen ist und die Nieren noch nicht vollkommen versagt haben.

> Die chronische Niereninsuffizienz bzw. chronische Nierenkrankheit ist ein schrittweiser, stetig fortschreitender Verlust der Nierenfunktion. Die beiden häufigsten Gründe für die chronische Nierenkrankheit sind Diabetes und Bluthochdruck.

Wie ist die Endphase der chronischen Nierenkrankheit definiert?

Das fortgeschrittene Stadium der chronischen Nierenkrankheit (Stufe 5) wird auch als Nierenversagen, Terminalstadium oder Endphase der Nierenkrankheit bezeichnet. In der Endphase der Erkrankung ist ein fast vollständiger bzw. kompletter Verlust der Nierenfunktion zu verzeichnen. Man spricht vom Terminalstadium, wenn die Nieren nur noch 10% oder weniger ihrer ursprünglichen Funktionsleistung erreichen. Dieses Stadium der chronischen Nierenkrankheit ist irreversibel. Infolgedessen hilft auch keine konservative Behandlung mehr. Nur eine Nierenersatztherapie, Dialysebehandlung oder eine Nierentransplantation, kann den Patienten in diesem Stadium noch am Leben erhalten.

Was verursacht die chronische Nierenkrankheit?

Eine Reihe von verschiedenen Bedingungen können die Nieren dauerhaft schädigen. Am Häufigsten verursachen Diabetes und Bluthochdruck eine chronische Niereninsuffizienz. Bei etwa zwei Dritteln der Patienten waren diese beiden Erkrankungen der Auslöser für das chronische Nierenleiden.

Im Folgenden werden die verschiedenen Ursachen detaillierter erklärt:

1. Diabetes

   Bei etwa 35-40% der Patienten, die an chronischer Niereninsuffizienz leiden, gilt Diabetes als Ursache für die Nierenerkrankung. Damit weist jeder dritte Diabetiker das Risiko auf, an chronischer Niereninsuffizienz zu erkranken. Folglich ist es nicht verwunderlich, dass die sogenannte Zuckerkrankheit als häufigster Auslöser von Nierenversagen gilt.

> **Zwei häufige Ursachen chronischen Nierenversagens sind Diabetes und Bluthochdruck.**

2. Bluthochdruck

   Unbehandelter oder schlecht eingestellter Bluthochdruck gilt bei etwa 30% der Patienten als Ursache für ihre chronische Niereninsuffizienz. Selbst wenn sich die Erkrankung aufgrund einer anderen Problematik entwickelt hat, steht fest, dass Bluthochdruck den Nieren definitiv weitere Schäden zufügt.

3. Glomerulonephritis

   Die verschiedenen Formen der Glomerulonephritis stellen weitere Störungen dar, die chronische Niereninsuffizienz hervorrufen können.

4. Zystennieren

   Polyzystische Nieren zählen zur häufigsten, erblich bedingten Ursache für die chronische Niereninsuffizienz. Charakteristisch für diese Erkrankung sind die zahlreichen Zysten in der Niere.

5. Weitere Ursachen

   Hierzu zählen z.B. das Altern der Nieren, eine Nierenarterienstenose (Verengung), Blockade des Urinflusses durch Nierensteine oder eine vergrößerte Prostata, durch Arzneimittel oder Toxine hervorgerufene Nierenschäden, wiederkehrende Niereninfektionen bei Kindern und Refluxnephropathie.

Kapitel 11
Chronische Niereninsuffizienz: Symptome und Diagnose

Bei der chronischen Niereninsuffizienz nimmt die Nierenfunktion sehr langsam über Monate und Jahre hinweg ab. Dadurch hat der Körper genügend Zeit, sich an die schädlichen Wirkungen anzupassen, die aus der verminderten Nierenleistung resultieren. Außerdem verfügt die Niere über bemerkenswerte Fähigkeiten, mit denen sie zu Beginn ihre verminderte Funktionsleistung kompensieren kann. Infolgedessen weisen die meisten Patienten erst Symptome auf, wenn die Nierenfunktion bereits stark vermindert ist.

Die Funktionen, die die Nieren im Körper wahrnehmen, sind sehr variabel. So fallen ihnen beispielsweise folgende Aufgaben zu: das Ausscheiden von Stoffwechselendprodukten und überschüssigem Wasser, die Kontrolle des Blutdrucks, das Aufrechterhalten des Elektrolythaushalts, die Herstellung des Hormons Erythropoetin. Aus diesem Grund variieren auch die Symptome bei den Patienten sehr stark, weil es immer auf das Ausmaß der jeweiligen Störung der Nierenfunktion ankommt.

Was sind die Symptome der chronischen Nierenkrankheit?

Die Symptome der chronischen Niereninsuffizienz variieren nach dem Schweregrad der Erkrankung. Zum besseren Verständnis und zur Planung von Behandlungsstrategien wird die chronische Nierenkrankheit in fünf Stadien eingeteilt. Hierbei orientiert man sich an der glomerulären Filtrationsrate (GFR). Dieser Wert spiegelt die Leistung der Filterarbeit der Nieren wieder und wird durch den Kreatininwert im Blut bestimmt. Normalerweise sollte dieser Wert größer als 90ml/min sein.

> **In den Stadien 1-4 der chronischen Nierenkrankheit weisen die meisten Betroffenen keine Symptome auf.**

Stadium 1	Stadium 2	Stadium 3	Stadium 4	Stadium 5
normale rsagen GFR	Leichte Nierenins-uffizienz	Mittlere Nierenins-uffizienz	Schwere Nierenins-uffizienz	Nierenve
GFR> 90 ml/min	60-89 ml/min	30-59 ml/min	15-29 ml/min	<15 ml/min

Stadium 1 (Nierenfunktion 90-100%)

Dieses Stadium beschreibt die früheste, noch asymptomatisch verlaufende Phase der chronischen Nierenkrankheit, bei dem noch keine wesentliche Einschränkung der Entgiftungsfunktion aufgetreten ist. Es wird ein unauffälliger Kreatininwert gemessen. Die chronische Niereninsuffizienz Stadium 1 kann nur durch routinemäßig durchgeführte Labormessungen oder Zufallsdiagnosen, also bei Untersuchungen, bei denen eigentlich die Behandlung anderer Krankheiten im Mittelpunkt steht, festgestellt werden. Hinweise für eine chronische Niereninsuffizienz Stadium 1 können das Vorhandensein von Eiweiß im Urin (nephrotisches Syndrom), strukturelle Schädigungen, die in bildgebenden Verfahren (Röntgen, Ultraschall, MRT oder CT) auffallen, oder das vererbbare Krankheitsbild der Zystennieren sein.

Stadium 2 (Nierenfunktion 60-89%)

In dieser Phase liegt ein sehr geringer Funktionsverlust vor. Betroffene sind zumeist beschwerdefrei. Mögliche Anhaltspunkte für die chronische Nierenkrankheit Stadium 2 sind u.a.: nächtliches Wasserlassen (Nykturie), erhöhter Blutdruck, Auffälligkeiten in der Urinzusammensetzung oder ein leicht erhöhter Serum-Kreatininwert.

Schwerer, unkontrollierter Bluthochdruck im Jugendalter ist ein typisches Erscheinungsbild der chronischen Nierenkrankheit.

Stadium 3 (Nierenfunktion 30-59%)

Das Stadium beschreibt einen moderaten bzw. mittelgradigen Funktionsverlust der Nieren. Die Patienten können entweder immer noch symptomfrei sein oder leichte Symptome aufweisen. Auffallend sind hier wieder der Nachweis von Eiweißen im Urin und ein erhöhter Kreatininwert.

CKD Stadium 4 (Nierenfunktion 15-29%)

Dieses Stadium beschreibt einen schweren Funktionsverlust. Hierbei ist ein breites Spektrum von Symptomen, die sehr mild und unspezifisch ausgeprägt sein können, bis zu sehr starken und schwerwiegenden Symptomen möglich. Die Ausprägung ist jeweils abhängig von den zugrunde liegenden Ursachen des Nierenversagens und den damit verbundenen Krankheiten.

CKD Stadium 5 (Nierenfunktion beträgt weniger als 15%)

Hierbei handelt es sich um einen sehr schwerwiegenden Funktionsverlust der Nieren, sodass man auch vom Terminalstadium des Nierenversagens spricht. Auch hier ist die Bandbreite der Symptome sehr variabel, die von mittelschweren oder schweren Symptomen bis zu lebensbedrohlichen Komplikationen reichen können. Zu diesem Zeitpunkt helfen dem Patienten auch keine hochdosierten Medikamente mehr und eine Dialysebehandlung oder Nierentransplantation wird nötig.

Häufige Symptome von Nierenerkrankungen sind:

- Appetitlosigkeit, Übelkeit und Erbrechen
- Schwäche, leichte Ermüdbarkeit und Gewichtsverlust
- Schwellungen (Ödeme) an den Beinen, Händen oder im Gesicht (v.a. um die Augen herum)

> **Die chronische Niereninsuffizienz verursacht oftmals niedrige Hämoglobinwerte (Anämie).**

- Bluthochdruck, vor allem in Jugendalter oder schwere unbehandelte Hypertonie

- Blässe, die infolge einer Anämie aufritt, die wiederum durch die verringerte Produktion von Erythropoetin durch die Nieren verursacht wird

- Schlaflosigkeit, Konzentrationsschwäche und Schwindel

- Juckreiz, Muskelkrämpfe oder ruhelose Beine

- Schmerzen unterhalb der Rippen

- vermehrter Harndrang, vor allem in der Nacht (Nykturie)

- Knochenschmerzen, Frakturen bei Erwachsenen und verzögertes Wachstum bei Kindern aufgrund der verringerten Produktion der aktiven Form des Vitamins D durch die Nieren

- Vermindertes sexuelles Verlangen, erektile Dysfunktion bei Männern bzw. bei Frauen Menstruationsstörungen

- eine auffallende Zunahme von Todesfällen, die durch kardiovaskuläre Erkrankungen verursacht werden, stehen oftmals auch mit Nierenerkrankungen in Verbindung

Wann muss bei Bluthochdruckpatienten eine chronische Niereninsuffizienz vermutet werden?

Bei Personen, die einen erhöhten Blutdruck (Hypertonie) haben, vermutet man eine chronische Nierenerkrankung, wenn:

- betroffene Personen jünger als 30 bzw. älter als 50Jahre sind, wenn die Diagnose Hypertonie gestellt wird.

- wenn der Blutdruck zum Zeitpunkt der Diagnose sehr hoch ist, z.B. über 200/120mmHg.

- starker unkontrollierbarer Bluthochdruck, auch bei regelmäßigen Kontrollen zu beobachten ist.

Schwäche, Appetitlosigkeit, Übelkeit und Ödeme sind häufige Spätsymptome der chronischen Niereninsuffizienz.

- Probleme mit dem Sehvermögen auftreten, die durch Bluthochdruck verursacht werden.

- Eiweiß im Urin nachgewiesen werden kann.

- bei Bluthochdruckpatienten Symptome auftreten, die mit chronischer Niereninsuffizienz assoziiert werden, wie z.B. Ödeme, Appetitlosigkeit oder Schwächegefühl

Welche Komplikationen können während des fortgeschrittenen Stadiums der chronischen Nierenerkrankung auftreten?

Eine progressive Entwicklung der chronischen Nierenkrankheit kann zu lebensbedrohlichen Komplikationen führen. Folgende Problematiken können auftreten:

- Atemnot und Brustschmerz durch starke Wassereinlagerungen, vor allem in der Lunge (Lungenödem), und ein sehr hoher Blutdruck

- starke Übelkeit und Erbrechen

- starkes Schwächegefühl

- Komplikationen, die im Zusammenhang mit dem zentralen Nervensystem stehen: Verwirrung, extreme Schläfrigkeit, Krämpfe, Bewusstlosigkeit

- Ein erhöhter Kaliumspiegel im Blut (Hyperkaliämie), der die Funktionsfähigkeit des Herzens beeinträchtigen kann. Somit kann dieser Zustand lebensbedrohlich werden.

- Perikarditis (Herzbeutelentzündung)

Die Diagnose der chronischen Nierenkrankheit

Bei der chronischen Niereninsuffizienz treten zu Beginn der Erkrankung normalerweise keine Symptome auf. In diesem Stadium können lediglich im Labor untersuchte Proben Hinweise auf sich entwickelnde

Mithilfe drei einfacher Untersuchungen (Blutdruckmessung, Urinuntersuchung, Kontrolle bestimmter Blutparameter) können Nierenerkrankungen frühzeitig festgestellt werden.

Problemstellungen liefern. Ein solcher Labortest wird nötig, wenn der Verdacht einer chronischen Niereninsuffizienz besteht. Drei einfache Screening-Tests für die chronische Nierenkrankheit sind das Blutdruckmessen, die Urinuntersuchung hinsichtlich des Albumin Nachweises sowie das Messen des Kreatininwertes.

1. Hämoglobin

Im Blutbild eines Patienten mit chronischer Niereninsuffizienz ist in der Regel ein niedriger Hämoglobinwert auffällig, der durch die reduzierte Produktion von Erythropoetin in den Nieren verursacht wird. Eine Anämie ist die Folge.

2. Urinuntersuchung

Das Vorhandensein von Albumin oder anderen Eiweißen im Urin (die sogenannte Albuminurie oder Proteinurie) gilt als ein frühzeitiger Hinweis auf eine chronische Niereninsuffizienz. Bei Diabetikern zählen bereits winzige Mengen von im Urin nachgewiesenen Albumin (auch als Mikroalbuminurie bekannt) als Anzeichen für eine chronische Nierenkrankheit. Die Anwesenheit der Eiweiße im Urin kann aber auch durch Fieber oder schwere körperliche Tätigkeiten hervorgerufen werden. Aus diesem Grund ist es wichtig, dass andere Ursachen einer Proteinurie ausgeschlossen werden, bevor die Diagnose chronische Niereninsuffizienz gestellt wird.

3. Serum-Kreatinin, Harnstoff-Stickstoff und eGFR

Dies sind die am Häufigsten untersuchten Laborparameter zur Diagnose und Kontrolle von Nierenversagen. Mit der Verschlechterung der Nierenfunktion, steigt der Kreatinin- und Harnstoffwert an. Mit Hilfe des regelmäßig ermittelten Kreatininwertes kann der Verlauf sowie der Behandlungserfolg der chronischen Niereninsuffizienz beurteilt werden.

> **Ein typisches Anzeichen der chronischen Niereninsuffizienz sind im Ultraschall auffallend geschrumpfte Nieren.**

Daraus folgt, dass der Kreatininwert ein aussagekräftiger Richtwert bezüglich der Nierenfunktion ist. Dennoch gilt der sogenannte eGFR (geschätzte glomeruläre Filtrationsrate) Wert als noch zuverlässiger. Mithilfe dieses Parameters kann die Nierenerkrankung bereits in den Anfangsstadien nachgewiesen werden. Der eGFR Wert wird nach Alter, Geschlecht sowie der Kreatininkonzentration im Blut berechnet. Die Bestimmung der geschätzten glomerulären Filtrationsrate ist sehr hilfreich für die Diagnosestellung und der Einschätzung des Krankheitsverlaufs. Weiterhin stellt dieser Wert die Basis für die Einteilung der chronischen Niereninsuffizienz in 5 Stadien dar. Diese Charakterisierung der Stadien ist sehr nützlich, um zusätzliche Untersuchungen und Behandlungen zu empfehlen.

4. Ultraschall der Niere

Der Ultraschall stellt eine einfache und effektive Untersuchungsmethode im Zuge der Diagnosestellung der chronischen Nierenkrankheit dar. Bei diesem Krankheitsbild fallen geschrumpfte Nieren im Ultraschallbild auf. Wenn bei Erwachsenen die chronische Niereninsuffizienz durch polyzystische Nieren, diabetische Nephropathie oder Amyloidose verursacht wird, können auch normal große oder sogar vergrößerte Nieren festgestellt werden. Der Ultraschall findet auch Anwendung bei der Diagnose der chronischen Niereninsuffizienz, die durch Harnwegsverlegung oder Nierensteine verursacht worden ist.

5. Andere Untersuchungen

Bei der chronischen Niereninsuffizienz sind verschiedene Funktionsabläufe der Niere beeinträchtigt. Folglich werden auch unterschiedliche Untersuchungen notwendig, um die jeweiligen Störungen einschätzen zu können. Häufig durchgeführte Blutuntersuchungen bei den betroffenen Patienten dienen dem Folgenden:

Fieber, die Entwicklung neuer Symptome bzw. eine schnelle Verschlechterung der bereits bekannten Symptome einer Nierenerkrankung müssen dringend behandelt werden.

- Untersuchung hinsichtlich des Elektrolyt- sowie des Säure-Basen-Haushalts (Natrium, Kalium, Magnesium, Hydrogencarbonat)
- Nachweis einer Anämie (Hämatokrit, Ferritin, Transferrinsättigung, Blutausstrich)
- Untersuchungen hinsichtlich eventueller Knochenerkrankungen (Kalzium, Phosphor, alkalische Phosphatase, Parathormon)
- allgemeine Blutuntersuchungen (Serum-Albumin, Cholesterin, Triglyceride, Blutzucker und HbA1c)

Des Weiteren werden bei betroffenen Patienten auch häufig EKGs geschrieben oder die Echokardiografie durchgeführt.

Wann sollte ein Patient, der von chronischer Niereninsuffizienz betroffen ist, einen Arzt aufsuchen?

Patienten mit einer chronischen Niereninsuffizienz sollten umgehend einen Arzt aufsuchen, wenn sie folgende Anzeichen bei sich feststellen:

- eine schnelle unerklärliche Gewichtszunahme, eine deutliche Verringerung des Urinvolumens, eine stärkere Ausprägung der Ödeme, Kurzatmigkeit bzw. Atemschwierigkeiten beim Schlafen
- Brustschmerzen, sehr langsamer oder schneller Herzschlag
- Fieber, schwerer Durchfall, stark ausgeprägte Appetitlosigkeit, Erbrechen, Blut im Erbrochenen oder unerklärlicher Gewichtsverlust
- Muskelschwäche
- Verwirrung, Benommenheit, Krämpfe
- eine akute Verschlechterung des bisher gut eingestellten Bluthochdrucks
- Blut im Urin bzw. starke Blutungen

Kapitel 12
Chronische Niereninsuffizienz: Behandlung

Zu den drei Behandlungsoptionen der chronischen Nierenkrankheit zählen die medikamentöse Therapie, Dialyse und Transplantation.

- Alle Patienten mit chronischer Nierenkrankheit werden zunächst mit Medikamenten behandelt. Aber auch eine Ernährungsberatung und regelmäßige ärztliche Kontrollen sind wichtig.

- Ist der Funktionsverlust der Nieren schon sehr weit fortgeschritten (Endstadium der Nierenkrankheit) wird die Behandlung mit der Dialyse bzw. eine Nierentransplantation notwendig.

Die medikamentöse Behandlung

Warum ist die medikamentöse Behandlung der chronischen Niereninsuffizienz so wichtig?

Die chronische Niereninsuffizienz ist eine Krankheit, die nicht heilbar ist. Wie eben bereits erwähnt, wird im Terminalstadium sogar die sogenannte Blutwäsche (Dialyse) oder eine Nierentransplantation notwendig, um den Patienten am Leben erhalten zu können. In Indien haben beispielsweise nur 5-10% der Betroffenen Zugang zu solchen Behandlungsoptionen aufgrund der hohen Kosten und der problematischen Verfügbarkeit. Die übrigen Patienten erhalten überhaupt keine Therapie.

Letztendlich kann man sagen, dass nur eine frühe Diagnosestellung und eine sorgfältig abgestimmte medikamentöse Therapie die Notwendigkeit der Dialyse bzw. der Nierentransplantation möglichst lange hinauszögern können und somit die Behandlungskosten relativ gering halten.

> **Patienten mit einer chronischen Niereninsuffizienz haben heute eine hohe Lebenserwartung, wenn frühzeitig eine medikamentöse Behandlung angesetzt wird.**

Warum versäumen es so viele Niereninsuffizienz-Patienten die Möglichkeit einermedikamentösen Behandlung ?

Der Beginn einer sorgfältig abgestimmten, medikamentösen Behandlung in einem frühen Stadium der chronischen Niereninsuffizienz lohnt sich am Meisten. Aber, zu diesem Zeitpunkt sind die meisten Patienten noch asymptomatisch oder fühlen sich gesund, wenn die Medikamente richtig eingestellt sind. Aber aufgrund der fehlenden Symptome realisieren viele Betroffene und auch ihre Familien nicht die Ernsthaftigkeit dieser Erkrankung. Infolgedessen nehmen sie die Medikamente nicht regelmäßig ein und vernachlässigen auch die Ernährungsempfehlungen. Die Unterbrechung der Therapie kann jedoch zu einer schnellen Verschlechterung der Nierenfunktion führen, sodass diese Patienten binnen kürzester Zeit Dialysepflichtig werden bzw. transplantiert werden müssen. Diese Behandlungsoptionen sind jedoch auch sehr kostspielig.

Welche Ziele werden mit der medikamentösen Behandlung verfolgt?

1. Den Krankheitsfortschritt verlangsamen.

2. Zugrunde liegende Ursachen behandeln.

3. Symptome lindern und Komplikationen der Krankheit behandeln.

4. Das Risiko von Herz-Kreislauf-Erkrankungen reduzieren.

5. Den Therapiebeginn mittels Dialyse bzw. eine Nierentransplantation solange wie möglich hinauszögern.

Welche Behandlungsstrategien werden während der verschiedenen Stadien der chronischen Niereninsuffizienz verfolgt?

In der nachfolgenden Tabelle werden die Behandlungsstrategien und empfohlene Maßnahmen zusammengefasst:

Nierenversagen bedingt immer Funktionsverlust beider Nieren.

Stadium	Empfohlene Aktion
1	• Diagnosestellung und Behandlungsbeginn um das Fortschreiten der Krankheit zu verlangsamen. • Die Patienten im Umgang mit ihrer Krankheit schulen. • Begleiterkrankungen behandeln, umso u.a. das Risiko von kardiovaskulären Erkrankungen zu senken.
2	• Den Krankheitsverlauf einschätzen. Begleiterkrankungen behandeln.
3	• Komplikationen behandeln und einschätzen, Konsultation eines Nephrologen.
4	• Patienten über Möglichkeiten der Nierentransplantation informieren und sie darauf vorbereiten.
5	• Dialyse oder Nierentransplantation

Während allen Stadien müssen die Patienten regelmäßig ärztliche Kontrolluntersuchungen wahrnehmen. Des Weiteren werden die Betroffenen angehalten ihren Lebensstil zu ändern.

9 Schritte des medizinischen Behandlungsplans der chronischen Nierenkrankheit:

1. Behandlung der primären Krankheitsursache

Die zugrunde liegende primäre Ursache muss identifiziert und behandelt werden. Zu den häufigsten Gründen zählen z.B.:

• Diabetes mellitus und Bluthochdruck

• Harnwegsinfektion oder Verlegung der Harnwege durch Nierensteine

---

Die chronische Nierenkrankheit ist oftmals nicht vollständig heilbar. Dennoch ist ein frühzeitiger Behandlungsbeginn am vielversprechendsten.

- Glomerulonephritis, renovaskuläre Hypertonie, durch Medikamente verursachte Nephropathie

Eine frühzeitig angesetzte Therapie kann das Fortschreiten der chronischen Niereninsuffizienz hinauszögern, vorbeugen oder auch teilweise rückgängig machen.

2. Strategien, die den Krankheitsfortschritt hinauszögern bzw. verlangsamen

Effektive Maßnahmen, die das Voranschreiten der chronischen Nierenkrankheit verlangsamen, sind:

- strikte Kontrolle des Blutdrucks sowie die Einnahme von sogenannten ACE-Hemmer oder Angiotensin-II-Rezeptorblocker (AT-Blocker)

- eine eiweißarme Ernährung

- Senkung der Blutfette

- besteht eine Anämie, so muss diese behandelt werden

3. Unterstützende und symptomatische Behandlung

- Die Gabe von sogenannten Wassertabletten (Diuretika) zur Steigerung des Urinvolumens bzw. zur Reduzierung der Wassereinlagerungen (Ödeme)

- Medikamente, die Leiden wie Magenschmerzen, Übelkeit oder Erbrechen lindern

- Die zusätzliche Gabe von Kalziumpräparaten, Phosphatbindern und die aktive Form des Vitamin D zur Vorbeugung von Knochenfrakturen, die aufgrund der chronischen Nierenkrankheit leichter auftreten können

---

Bei einer chronischen Niereninsuffizienz kann die Behandlung der zugrunde liegenden Ursache dazu beitragen, dass das Fortschreiten der Erkrankung hinausgezögert werden kann.

- Die Behandlung von Anämien (erniedrigter Hämoglobinwert) mithilfe von Eisen, Vitaminen und gegebenenfalls auch Erythropoetin
- Die tägliche Einnahme von Aspirin wird empfohlen (solange diese Arznei nicht kontraindiziert ist), um kardiovaskulären Erkrankungen vorzubeugen.

4. Die Behandlung potentiell reversibler Ursachen

Faktoren, die den Schweregrad der Niereninsuffizienz verschärfen, bedürfen einer medizinischen Behandlung. Ist die Korrektur solch reversibler Faktoren möglich, kann es bereits zu einer Verbesserung der Nierenfunktion kommen bzw. die Funktionsfähigkeit der Nieren kann stabilisiert werden. Zu den häufigsten reversiblen Ursachen zählen:

- Volumenmangel
- Nierenversagen, welches durch bestimmte Medikamente verursacht worden ist (z.B. nichtsteroidale Antirheumatika, d.h. Schmerzmittel mit entzündungshemmender Wirkung wie Ibuprofen; Kontrastmittel, bestimmte Antibiotika)
- Infektionen
- Herzinsuffizienz

5. Komplikationen, die im Zuge der chronischen Niereninsuffizienz auftreten können, müssen erkannt und behandelt werden

Komplikationen bei der chronischen Nierenkrankheit müssen frühzeitig erkannt werden und bedürfen einer sofortigen Behandlung. Die häufigsten Probleme sind:

- ein Flüssigkeitsüberschuss
- erhöhte Kaliumwerte im Blut ($> 6{,}0$mmol/l)

> **Die Behandlung von Infektionen und Volumenmangel ist sehr wichtig bei der chronischen Niereninsuffizienz.**

- krankhafte Auswirkungen auf Herz, Gehirn und Lunge bei einem fortgeschrittenen Nierenversagen

6. Allgemeine Maßnahmen und Veränderungen des Lebensstils

Folgende allgemeine Maßnahmen können dazu beitragen, dass eine Verschlechterung der chronischen Nierenkrankheit hinausgezögert werden kann:

- Aufhören, zu rauchen

- ein der Größe und dem Alter entsprechendes Gewicht beibehalten und sich regelmäßig körperlich betätigen

- den Alkoholkonsum beschränken

- den aufgestellten Ernährungsplan befolgen und die Salzaufnahme reduzieren

- Verschriebene Medikamente wie angeordnet einnehmen. Die Dosis der Medikamente muss dem Schweregrad der Niereninsuffizienz angepasst werden.

- Regelmäßige Kontrolluntersuchungen wahrnehmen und die vom Nephrologen empfohlene Behandlung befolgen.

7. Die Ernährung

Abhängig von der Art und dem Schweregrad der Nierenerkrankung, werden ernährungsbedingte Einschränkungen bei der chronischen Niereninsuffizienz nötig.

- **Salz (Natrium):**

  Eine eingeschränkte Salzaufnahme wird empfohlen, um Bluthochdruck zu kontrollieren und Ödemen vorzubeugen. Demnach erweist es sich als vorteilhaft, wenn nicht noch zusätzlich Salz zu

---

Ernährungsbedingte Einschränkungen tragen dazu bei, dass der Krankheitsfortschritt verlangsamt und Komplikationen vorgebeugt werden kann.

Mahlzeiten hinzugefügt wird und auf sehr salzhaltige Nahrungsmittel wie Gurken, Fastfood und in Dosen konservierte Lebensmittel verzichtet wird.

- **Flüssigkeitsaufnahme**:

Ein erniedrigtes Urinvolumen kann bei Nierenpatienten zu Ödemen (Wassereinlagerungen) führen und in schlimmen Fällen auch Kurzatmigkeit verursachen. Infolgedessen wird allen Patienten, die Ödeme aufweisen, eine eingeschränkte Satz- und Flüssigkeitsaufnahme empfohlen.

- **Kalium**:

Die meisten Nierenpatienten weisen erhöhte Kaliumwerte auf, was ernsthafte Auswirkungen auf die Funktionsfähigkeit des Herzens haben kann. Um dieser Problematik vorzubeugen, wird eine kaliumarme Ernährung empfohlen, d.h., dass auf getrocknete Früchte, Kartoffeln, Orangen, Bananen, Tomaten usw. verzichtet werden sollte.

- **Protein:**

Patienten mit chronischer Niereninsuffizienz sollten eine eiweißreiche Ernährung vermeiden, weil die Aufnahme der Proteine die Nierenschäden verschlimmern kann.

8. Patienten auf die Nierenersatztherapie vorbereiten

- Sobald die Diagnose der chronischen Niereninsuffizienz gestellt wurde, müssen die Venen des nicht dominanten Unterarms (i.d.R. der linke Unterarm) geschützt werden. Dies bedeutet, dass dort keine Blutentnahmen und Infusionszugänge erfolgen sollten.

Bei der chronischen Niereninsuffizienz sollten die Venen des nicht dominanten Unterarms des Patienten geschützt werden. Das bedeutet, dass dort Blutentnahmen und Infusionszugänge vermieden werden sollten.

- Die Patienten und ihre Angehörigen müssen in Bezug auf ihre Krankheit geschult werden und zum Ende hin auch auf das Legen eines sogenannten „Shunts" vorbereitet werden. Die künstliche Herstellung einer solchen Arteriovenösen Fistel (Shunt) sollte vorzugsweise 6-12Monate vor dem voraussichtlichen Bedarf der Hämodialyse erfolgen.

Eine Hepatitis B Impfung sollte bereits in einem frühen Stadium der chronischen Niereninsuffizienz erfolgen, um das Risiko für eine Hepatitis-B-Erkrankung während der Dialyse oder einer Nierentransplantation zu senken.

- Die Patienten müssen über die Möglichkeiten und Verfahren der Dialysebehandlung sowie der Nierentransplantation unterrichtet werden. Auch sollten die Vorteile verstanden werden, die eine sogenannte „präemptive Nierentransplantation" mit sich bringt. Bei dieser Form der Organspende, kommt die Niere von einer lebenden Person und die Transplantation erfolgt vor dem Beginn einer Dialysebehandlung.

9. Überweisung zum Nephrologen

Patienten mit der chronischen Nierenkrankheit sollten frühzeitig an einen Nephrologen überwiesen werden. Eine frühe Konsultation sowie die Schulung der Patienten im Umgang und Verhalten mit ihrer Krankheit, insbesondere vor der Dialysebehandlung, tragen dazu bei, das Morbiditäts- und Mortalitätsrisiko des Patienten zu senken. Ein rechtzeitiger Therapiebeginn der genau auf die Bedürfnisse des Betroffenen abgestimmt ist, verlangsamt auch das Fortschreiten der Erkrankung. Infolgedessen wird das Endstadium des Nierenversagens hinausgezögert, sodass auch die Nierenersatztherapie immer später erfolgen muss.

Die regelmäßige Kontrolle des Blutdrucks trägt dazu bei, den Fortschritt der chronischen Nierenkrankheit zu verlangsamen. Der Blutdruck sollte nicht höher als 130/80mmHg sein.

Welche Behandlung trägt am meisten dazu bei das Fortschreiten der Niereninsuffizienz zu verhindern bzw. hinauszuzögern?

Worin auch immer die Ursache der chronischen Niereninsuffizienz liegt, am wichtigsten ist die regelmäßige Kontrolle des Blutdrucks. So führt ein unkontrollierter Bluthochdruck zu einer schnell fortschreitenden Verschlechterung der Funktionsleistung der Nieren und verursacht außerdem Komplikationen wie einen Herzinfarkt oder einen Schlaganfall.

Welche Medikamente werden verwendet, um Bluthochdruck zu behandeln?

Es ist die Aufgabe des Nephrologen bzw. des behandelnden Arztes, das geeignetste Medikament für die Behandlung auszuwählen.

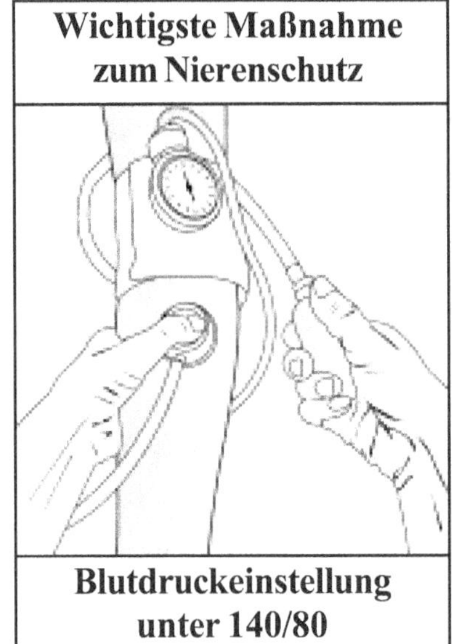

Am häufigsten werden ACE-Hemmer, Angiotensin-Rezeptor-Blocker, Kalziumkanalblocker, Beta-Blocker und Diuretika (sogenannte „Wassertabletten") verschrieben.

Es wird empfohlen, die ACE-Hemmer sowie die Angiotensin-Rezeptor-Blocker in erster Linie zur Senkung des Bluthochdrucks zu geben. Außerdem bringen diese Arzneien noch weitere Vorteile mit sich, die zur Verlangsamung der chronischen Nierenkrankheit beitragen und somit die Nieren schützen.

Welches Ziel wird mit der Kontrolle des Blutdrucks bei der Niereninsuffizienz verfolgt?

Die chronische Nierenkrankheit kann Bluthochdruck verursachen, aber auch verschlimmern, was letztendlich zur Verschlimmerung der

Nierenschädigung führen kann. Aus diesem Grund sollte der Blutdruck immer unter 130/80mmHg gehalten werden.

Wie kann der Blutdruck am besten überwacht werden?

Regemäßige Kontrolluntersuchungen bei dem behandelnden Arzt sind wichtig und geben Auskunft über den Status des Blutdrucks. Die beste Methode zur Überwachung des Blutdrucks ergibt sich jedoch aus dem Kauf einen Blutdruckmessgeräts, sodass auch zuhause regelmäßige Messungen erfolgen können. Die gemessenen Werte sollten dann aufgeschrieben werden, denn das hilft dem Arzt, die Dosierung und den Zeitpunkt der Medikamentengabe richtig einzustellen.

Wie helfen Diuretika den Patienten, die an chronischer Niereninsuffizienz leiden?

Da es zu einer Reduzierung des Urinvolumens bei den Patienten kommt, bleibt mehr Flüssigkeit im Körper, die wiederum zu Schwellungen (Ödeme) und sogar Atemnot führen kann. Diuretika sind Medikamente, die das Ausschwemmen von Flüssigkeit aus dem Körper fördern, wodurch das Harnvolumen erhöht wird. Folglich kann eben genannten Komplikationen vorgebeugt werden. Dabei darf jedoch nicht außer Acht gelassen werden, dass Diuretika Einfluss auf die Harnmenge haben, jedoch nicht die Funktionsfähigkeit der Nieren verbessern können.

Warum treten im Zuge der chronischen Niereninsuffizienz Anämien auf und wie werden sie behandelt?

Sind die Nieren gesund, dann produzieren sie ein Hormon, das sich Erythropoetin nennt. Dieses Hormon regt das Knochenmark an, rote Blutkörperchen zu bilden. Bei der chronischen Niereninsuffizienz ist jedoch die Funktionsfähigkeit der Nieren vermindert. Infolgedessen wird

---

Die Blutdruckselbstmessung daheim wird bei Nierenversagen bevorzugt.

---

weniger Erythropoetin produziert, wodurch weniger rote Blutkörperchen gebildet werden können, was letztendlich zu einer Anämie führt.

Zu den Behandlungsschritten bei einer renalen Anämie zählt die Gabe von Eisentabletten und Vitaminen und gegebenenfalls wird Eisen auch in die Vene injiziert. Bei einer schwergradigen Anämie bzw. einer Anämie, bei der auch durch Medikamente keine Verbesserung zu beobachten ist, muss synthetisch hergestelltes Erythropoetin gespritzt werden. Dieses trägt dann dazu bei, dass im Knochenmark wieder mehr rote Blutkörperchen gebildet werden. Die Erythropoetin-Injektionen stellen eine sichere und effektive Maßnahme zur Behandlung von Anämien dar, die aufgrund einer Nierenerkrankung verursacht werden.

Blutkonserven erhalten die Patienten nur in Notfällen. In einer solch ernsten Situation verspricht diese Methode eine schnelle und effektive Behandlung der Anämie. Da jedoch allergische Reaktionen oder Infektionen durch die Gabe von fremdem Spenderblut möglich sind, bevorzugt man in allen anderen Fällen die Gabe von Erythropoetin.

Warum muss eine Anämie behandelt werden?

Die Aufgabe der roten Blutkörperchen ist der Sauerstofftransport. Sie versorgen den ganzen Körper mit dem in den Lungen aufgenommenen Sauerstoff. Das gibt dem Körper Energie für tägliche Aktivitäten und hält das Herz gesund. Bei einer Anämie kommt es infolge der verringerten Anzahl der roten Blutkörperchen zu Schwäche, Müdigkeit, schlechter körperlichen Leistungsfähigkeit, Kurzatmigkeit bei Belastung, schnellem Herzschlag, Verlust der Konzentration und Schmerzen in der Brust. Folglich ist eine frühe Behandlung sehr wichtig.

Wenn die Nieren nicht mehr ausreichend arbeiten, werden die Betroffenen dialysepflichtig. Die Dialysebehandlung muss dann eingesetzt werden, um auf künstlichem Wege Abfallprodukte und überschüssiges Wasser aus dem Blut zu filtern. Diese Methode kommt nur bei Personen mit Nierenversagen zum Einsatz und zählt zu der lebensrettenden Nierenersatztherapie.

Wie hilft die Dialysebehandlung Menschen mit einem Nierenversagen?

Das Dialysegerät hilft dem Körper, indem es die Aufgaben der ausgefallenen Nieren übernimmt. Dazu zählt Folgendes:

- Die Reinigung des Blutes durch die Entfernung von Abfallprodukten wie z.B. Kreatinin und Harnstoff.

- Das Entfernen überschüssiger Flüssigkeiten aus dem Körper, sodass eine konstante Wassermenge im Körper erhalten bleibt.

- Das Ausgleichen von Unregelmäßigkeiten im Salz- und Säurehaushalt.

Dennoch kann die Dialyse nicht alle Funktionen der gesunden Nieren übernehmen. Beispielsweise ist die Filtermaschine nicht in der Lage, den Hämoglobingehalt aufrecht zu erhalten, da sie kein Erythropoetin produzieren kann. Auch kann sie nicht die Stabilität der Knochen gewährleisten, da das Dialysegerät nicht zur Umwandlung von Vitamin D in seine aktive Form fähig ist.

Wann kommt die Dialyse zum Einsatz?

Im Endstadium der chronischen Nierenkrankheit, wenn die Nierenfunktion nur noch 10-15% beträgt, sind die Nieren nicht mehr in

---

Die Dialyse ist eine schnelle und wirksame Behandlungsmethode, die bei Patienten mit schwerem Nierenversagen zum Einsatz kommt.

---

der Lage, Abfallstoffe und überschüssige Flüssigkeiten aus dem Körper zu filtern. Infolgedessen treten Beschwerden wie Übelkeit, Erbrechen, Kurzatmigkeit und verstärkte Wassereinlagerungen auf. In diesem Stadium reagiert der Körper auch nicht mehr ausreichend auf die medikamentöse Behandlung, sodass der Patient in diesem Augenblick dialysepflichtig wird. Allgemein gilt, dass die Dialysepflicht beginnt, wenn ein Kreatininwert von 8,0mg/dl im Blut ermittelt wird.

Trägt der Einsatz der Dialyse zur Heilung der chronischen Niereninsuffizienz bei?

Nein. Die Dialyse kann nicht zur Heilung beitragen, weil es sich bei der chronischen Niereninsuffizienz um eine nicht heilbare Krankheit handelt. Patienten, die das Endstadium der Nierenkrankheit erreicht haben, benötigen lebenslänglich eine Dialysebehandlung, solange sie keine neue Niere transplantiert bekommen. Somit trägt die Dialyse zur Lebenserhaltung bei. Auch Patienten mit einer akuten Niereninsuffizienz werden für eine kurze Zeit dialysepflichtig. In diesem Fall findet diese Behandlungsmethode aber nur solange Anwendung, bis sich die Nieren wieder erholt haben.

Welche Formen der Dialyse gibt es?

Man unterscheidet hauptsächlich zwischen zwei Formen der Dialyse: die Hämodialyse und die Peritonealdialyse.

Hämodialyse: Diese Form der Dialysebehandlung wird am Häufigsten bei Patienten im Terminalstadium angewandt. Hierbei werden Abfallprodukte und überschüssiges Wasser aus dem Blut über ein Dialysegerät, was sich außerhalb des Körpers des Patienten befindet, herausgefiltert.

Peritonealdialyse: Die sogenannte Bauchfelldialyse ist auch eine sehr

> **Die Dialysebehandlung kann das Nierenversagen nicht heilen. Aber sie hilft den Patienten trotz ihrer Erkrankung ein würdiges Leben zu führen.**

effektive Behandlungsvariante, die im Endstadium des Nierenversagens Anwendung findet. Bevor die Dialysebehandlung beginnen kann, wird dem Patienten ein Katheter, also eine Art weicher Schlauch, in die Bauchhöhle operativ eingepflanzt. Über diesen Katheter wird dann eine Dialyselösung in den Bauchraum gefüllt, die letztendlich die Abfallprodukte und überschüssige Flüssigkeiten aus dem Körper aufnimmt. Mehrfach am Tag muss die mit Abfallprodukten angereicherte Dialyselösung durch frische ausgetauscht werden. Die Peritonealdialyse wird zu Hause durchgeführt. In der Regel ist hierfür keine zusätzliche Maschine notwendig.

Wonach entscheidet man, welche Dialyseform Anwendung findet?

Die Hämodialyse und die Peritonealdialyse sind beide effektive Maßnahmen, die bei einem Nierenversagen zum Einsatz kommen können. Nachdem die jeweiligen Vor- und Nachteile diskutiert worden sind, entscheiden die Patienten gemeinsam mit ihren Familienangehörigen und ihrem Nephrologen, welche Form der Dialyse angewendet werden soll. Die bedeutendsten Faktoren, die Einfluss auf die Entscheidung nehmen, sind die Kosten des jeweiligen Verfahrens, das Alter und die Vorerkrankungen des Patienten, sein Bildungsstand, sein Lebensstil und auch der Wohnort in Bezug auf die Entfernung des nächst gelegenen Krankenhauses, in welchem eine Hämodialyse durchgeführt werden kann. Beispielsweise entscheidet sich in Deutschland die Mehrheit der Patienten für die Hämodialyse aufgrund der leichten Verfügbarkeit.

Müssen Dialysepatienten auf ihre Ernährung achten?

Ja. Ähnlich wie in den vorherigen Stadien der chronischen Niereninsuffizienz gelten für dialysepflichtige Patienten allgemeine Ernährungsempfehlungen. Dazu zählt z.B. eine eingeschränkte Salz-, Kalium-, Phosphor- und Flüssigkeitsaufnahme. Mit Beginn des

---

Auch nach dem Beginn der Dialyse gibt es Ernährungseinschränkungen, die es zu beachten gilt.

Dialyseeinsatzes ändern sich jedoch auch teilweise die Ernährungsempfehlungen. Den Patienten wird nun geraten, sich eiweißreich zu ernähren und darauf zu achten, dass sie am Tag ausreichend Kalorien und wasserlösliche Vitamine sowie Mineralien zu sich nehmen.

Was versteht man unter dem sogenannten „Trockengewicht"?

Patienten und Nephrologen verwenden dieses Wort routinemäßig. Aber was bedeutet es eigentlich? Der Begriff wird definiert als „das Gewicht eines Patienten, nachdem überschüssige Flüssigkeiten durch die Dialyse entfernt worden sind". Das Trockengewicht muss von Zeit zu Zeit bestimmt werden, um Gewichtsschwankungen bei den Patienten feststellen zu können.

Hämodialyse

Die Hämodialyse ist die bevorzugte Methode, die bei der Behandlung von Nierenversagen Anwendung findet. Hierbei wird das Blut mithilfe eines Dialysegeräts und einem Dialysator gereinigt.

Wie funktioniert die Hämodialyse?

In der Regel wird die Hämodialyse in Dialysezentren unter der Aufsicht von Ärzten und speziell geschultem Pflegepersonal durchgeführt.

- Das Dialysegerät pumpt über ein Schlauchsystem etwa 300 ml Blut pro Minute aus dem Körper in den Dialysator. Zusätzlich wird Heparin in das System gegeben, um die Gerinnung des Blutes zu verhindern.

- Der Dialysator wird auch als „künstliche Niere" bezeichnet und stellt das Herzstück des Dialysegeräts dar. Er ist ein Filter, der die Abfallprodukte und das überschüssige Wasser aus dem Blut filtern kann. Der Dialysator kann das Blut aber nur mit der Hilfe einer

> **Das Körpergewicht nach Flüssigkeitsentzug nennt man Trockengewicht.**

speziellen Flüssigkeit, dem Dialysat, reinigen. Diese wird vom Dialysegerät ständig durch den Dialysator gespült.

- Nachdem das Blut gereinigt worden ist, wird es von der Maschine über ein Schlauchsystem wieder in den Körper zurücktransportiert.

- Die Hämodialyse wird in der Regel dreimal die Woche durchgeführt und dauert jeweils mindestens vier Stunden.

Wie wird das Blut während der Hämodialyse aus dem Körper gewonnen und am Ende wieder in den Körper übergeführt?

Die drei typischen Verfahren für Gefäßzugänge bei der Hämodialyse sind zentrale Venenkatheter, arteriovenöse Fisteln (Shunt) und Gefäßprothesen.

Gefäßzugang für die Dialyse		
Rechte Schlüsselbeinvene	**Rechte Jugularvene**	**Linke Oberschenkelvene**

1. Zentraler Venenkatheter

- Um die Behandlung mit der Hämodialyse umgehend beginnen zu können, werden am häufigsten zentrale Venenkatheter gelegt.

- Diese Form des Gefäßzugangs ist ideal für den vorübergehenden Einsatz bis ein Shunt oder eine Gefäßprothese gelegt worden ist.

- Für die Hämodialyse wird ein Katheter in eine große Vene des Halses, des Beins oder der Leiste eingeführt. Vorzugsweise wählt man die Vena jugularis interna („innere Halsvene"), die Schlüsselbeinvene (Vena subclavia) oder die Oberschenkelvenen. Über solch einen Katheter fließen dann mehr als 300 ml Blut pro Minute aus dem Körper in das Dialysegerät.

- Ein solcher Dialysekatheter besteht aus zwei elastischen, hohlen Röhrchen. Durch das Lumen des einen Röhrchens wird Blut aus dem Körper in den dialytischen Kreislauf geleitet, während durch das andere Röhrchen das gereinigte Blut aus dem Dialysegerät wieder zurück in den Körper fließt.

- Die Venenkatheter werden nur vorrübergehend genutzt, um Infektionen oder die Gerinnung des Blutes zu vermeiden.

- Man unterscheidet zwischen zwei Formen des Katheters: getunnelte Katheter können über Monate hinweg benutzt werden, während die nicht getunnelten Katheter nur für einige Wochen zu gebrauchen sind.

2. AV-Fistel

- Am häufigsten legt man eine AV-Fistel bzw. einen sogenannten arteriovenösen Shunt um einen langfristigen Gefäßzugang für die Hämodialyse zu gewinnen. Die Vorteile eines Shunts sind seine „Langlebigkeit" sowie das verminderte Infektions- und Gerinnungsrisiko.

- Bei der Herstellung einer AV-Fistel wird eine Arterie mit einer Vene während eines chirurgischen Eingriffs verbunden. In den meisten Fällen legt man einen Shunt am Unterarm nahe dem Handgelenk zwischen der Arteria radialis und der Vena cephalica.

> **Die Pflege des Shunts ist sehr wichtig, denn ohne den Shunt ist die Hämodialyse nicht möglich.**

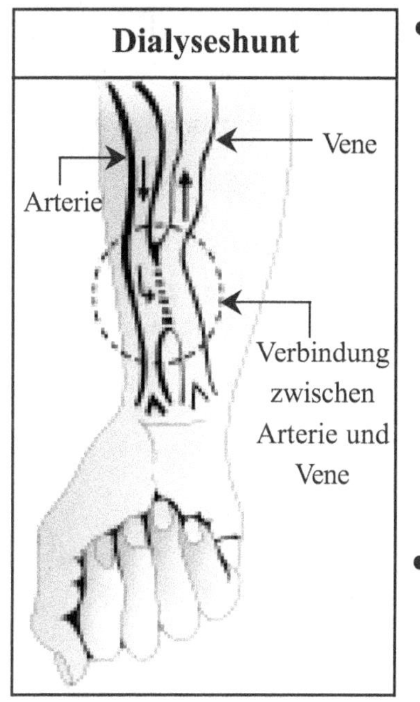

- Von der Arterie ausgehend tritt dann viel Blut mit großem Druck in die Vene ein. Infolgedessen weitet sich die Vene nach einigen Wochen oder Monaten und kann mehr Blut transportieren. Hierbei handelt es sich jedoch um einen Reifungsprozess, sodass ein Shunt nicht umgehend nach seiner Herstellung für die Hämodialyse genutzt werden kann.

- Für die Dialysebehandlung werden dann zwei großkalibrige Nadeln, die über ein Schlauchsystem mit dem Dialysegerät verbunden sind, in die AV-Fistel eingeführt. Über die eine wird das Blut aus dem Körper zum Dialysator geführt, während das gereinigte Blut über die andere Nadel zurück in den Körper läuft.

- Ein Shunt kann über mehrere Jahre bestehen bleiben, wenn er gut gepflegt wird. Trotz der AV-Fistel am Unterarm, können die Patienten ihren täglichen Aktivitäten nachgehen.

Warum muss eine AV-Fistel besonders gut gepflegt werden?

- Das Leben einer Person, die sich im Endstadium der chronischen Nierenkrankheit befindet, hängt von der regelmäßig durchgeführten Hämodialyse ab. Nur über den Shunt kann genügend Blut für die Dialysebehandlung gewonnen werden. Somit stellt die AV-Fistel eine Art Lebensader für den Patienten dar. Letztendlich kann lediglich eine sorgfältige Pflege die langzeitige Beständigkeit des Shunts garantieren.

- Durch einen Shunt fließt viel Blut mit hohem Druck in die Vene.

Unbeabsichtigte Verletzungen solcher geweiteten Venen können zu starken Blutungen führen. Ein plötzlicher Verlust großer Blutmengen kann jedoch lebensbedrohlich werden. Aus diesem Grund ist besondere Sorgfalt für die Pflege des Shunts obligatorisch.

Pflegemaßnahmen für den Shunt

Eine sorgfältige und regelmäßig durchgeführte Pflege der AV-Fistel gewährleistet eine ausreichende Blutzufuhr über viele Jahre hinweg. Wichtige Vorsichtsmaßnahmen, die dazu beitragen, dass der Shunt lange funktionsfähig bleibt, sind:

Infektion vermeiden

Die Stelle des Shunts muss sauber gehalten werden, indem der Gefäßzugang am Arm täglich und vor jeder Dialysebehandlung gereinigt wird.

Schutz des Shunts

- Der Gefäßzugang darf nur für die Hämodialyse verwendet werden. An dem Arm mit der AV-Fistel sollen keine anderen Injektionen und Blutentnahmen erfolgen. Auch die Blutdruckmessung muss am gegenüberliegenden Arm durchgeführt werden.

- Verletzungen des Shunts sollten, soweit es möglich ist, vermieden werden. Schmuck und Armbanduhren sollten nicht am Shuntarm getragen werden. Auch auf Kleidung mit engen Ärmeln sollte verzichtet werden. Eine unbeabsichtigte Verletzung des Shunts kann zu einer starken Blutung führen, die lebensbedrohlich werden kann. Um die Blutung zu kontrollieren, übt man mit der Hand des unverletzten Arms Druck auf die Wunde aus. Wenn möglich, sollte dann ein Druckverband angelegt werden. Im Anschluss sollte sofort ein Arzt aufgesucht werden. Es ist wichtig, dass man die Blutung stillt, bevor

> **Um eine ausreichende Blutzufuhr und eine effektive Hämodialyse langfristig zu sichern, ist eine sorgfältige Behandlung des Shunts sehr wichtig.**

man ein Krankenhaus aufsucht, um einen übermäßigen Blutverlust zu vermeiden.

- Außerdem sollte das Heben schwerer Gegenstände mit dem betroffenen Arm vermieden werden. Allgemein sollte jegliche Handlung, die Druck auf den Shuntarm ausübt, umgangen werden. Beispielsweise sollte auch nicht auf diesem Arm geschlafen werden.

Die Funktionsfähigkeit des Shunts muss überprüft werden

- Der Blutfluss durch den Shunt sollte dreimal täglich (vor dem Frühstück, Mittag und Abendbrot) kontrolliert werden. Legt man einen Finger auf den Shunt, spürt man ein leichtes vibrieren, das auch als ein Schwirren bezeichnet wird. Ist dieses Vibrationsgefühl nicht zu spüren, muss sofort ein Arzt aufgesucht werden. Desto früher ein Shuntversagen entdeckt und der Pfropf aus geronnenem Blut aufgelöst oder entfernt wird, umso eher kann dieser arteriovenöse Zugang gerettet und somit weiter genutzt werden.

- Auch ein zu niedriger Blutdruck kann zu einem Shuntversagen führen. Folglich sollte diese Problematik vermieden bzw. behandelt werden.

Regelmäßige Bewegung

- Regelmäßige Bewegung kann die „Reifung" der AV-Fistel nach der Operation fördern. Selbst nach dem Beginn der Hämodialyse trägt die regelmäßige Bewegung des Arms dazu bei, den Shunt zu stabilisieren.

Die Gefäßprothese

- Die arteriovenöse Gefäßprothese stellt eine weitere Form des langfristigen Dialysezugangs dar. Diese Methode findet Anwendung, wenn die Patienten an beiden Armen keine verwendbaren Eigengefäße haben oder aber das Legen eines Shunts gescheitert ist.

Wenn andere Methoden des Gefäßzugangs nicht möglich sind, kommt ein Schlauchimplantat in Frage.

- Während eines chirurgischen Eingriffs wird eine Arterie über ein kurzes Kunststoffgefäß mit einer Vene verbunden. Dabei wird die Gefäßprothese direkt unter der Haut implantiert. Während der Dialysebehandlung werden dann die Nadeln in das Kunststoffgefäß eingeführt.

- Vergleicht man einen Shunt mit einer Gefäßprothese, ist festzuhalten, dass die Kunststoffgefäße ein erhöhtes Risiko für Infektionen und Blutgerinnung mit sich bringen. Infolgedessen können sie in der Regel nicht so lange genutzt werden, wie die AV-Fistel.

Welche Funktionen übernimmt das Dialysegerät?

- Das Dialysegerät pumpt das Blut aus dem Körper in den Dialysator, wo die Blutreinigung stattfindet. Gleichzeitig überwacht es aber auch den kontinuierlichen Blutfluss.

- In der Maschine befindet sich eine spezielle Lösung, die als Dialysat bezeichnet wird. Diese wird zum Dialysator geleitet, wo das Blut gefiltert wird. Das Gerät misst die im Blut enthaltene Menge an Elektrolyte, die Temperatur, das gewonnene Blutvolumen und den Druck sehr genau und passt dann die Menge der benötigten Dialysierflüssigkeit den Bedürfnissen des Patienten genau an. Das Dialysat bindet die Abfallprodukte und überschüssiges Flüssigkeiten und entfernt sie somit über den Dialysator aus dem Körper.

- Das Dialysegerät besitzt verschiedene Überwachungsfunktionen zur Sicherheit des Patienten. Beispielsweise kann das Gerät einen Blutaustritt aus dem System oder das Vorhandensein von Luftbläschen im Blutkreislauf feststellen.

- Die Dialysegeräte besitzen spezielle Alarmsysteme und eine Anzeige, auf der verschiedene Parameter abzulesen sind. Damit bieten diese Maschinen einen hohen Grad an Genauigkeit und Sicherheit.

Bei der Hämodialyse wird das Blut mithilfe des Dialysators und dem Dialysat gefiltert, wodurch Elektrolyte, Flüssigkeiten sowie der Säure-Basen-Haushalt im Gleichgewicht gehalten werden.

Der Aufbau des Dialysators

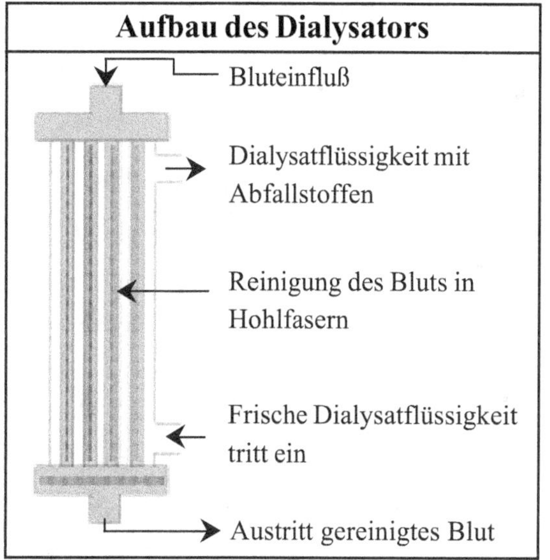

- Bei einer Hämodialyse nimmt der Dialysator die Rolle einer künstlichen Niere ein und filtert das Blut.

- Ein Dialysator ist ein etwa 20 cm langer und 5 cm breiter durchsichtiger Plastikzylinder, der aus sehr vielen Hohlfaserbündeln besteht, in denen halbdurchlässige (semipermeable) Membranen eingelassen sind.

- In den parallel angeordneten Hohlfasern strömt das Blut, durchläuft die Filtermembranen und tritt nach der Blutreinigung am anderen Ende wieder aus. Hierbei handelt es sich um den Blutkreislauf.

- Der Außenraum der kapillarartig aufgebauten Hohlfaserbündel wird vom Dialysat umspült, welches in die entgegengesetzte Richtung des Blutes fließt (Dialysatkreislauf).

Der Ablauf einer Hämodialyse

- Jede Minute strömen im Dialysator kontinuierlich 300 ml Blut sowie 600 ml Dialysat in jeweils entgegengesetzte Richtungen. Die semipermeablen Membranen der Hohlfaserbündel trennen den Blut- und Dialysatkreislauf voneinander. Diese Trennung ermöglicht die Beseitigung der Abfallprodukte und überschüssiger Flüssigkeiten aus dem Blut ins Dialysekompartiment.

- Nach dem Filterprozess treten das Blut sowie die Dialysierflüssigkeit

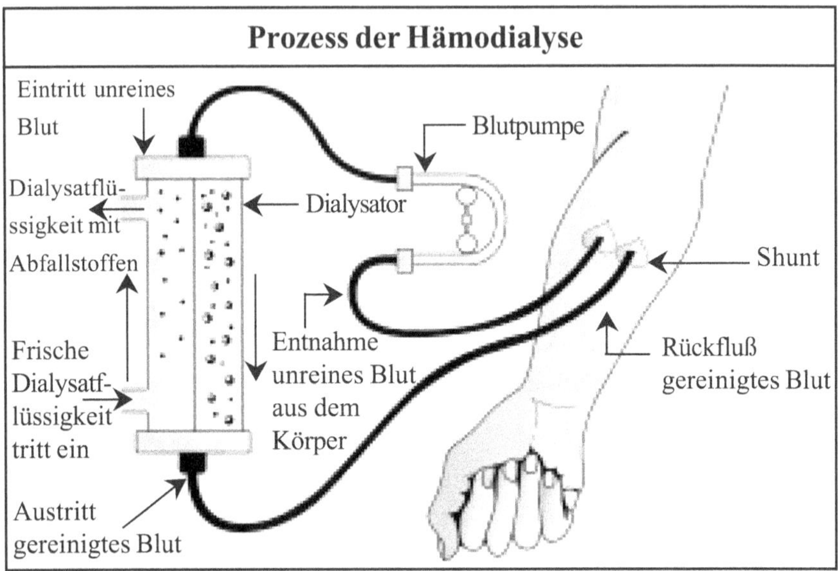

mit den ausscheidungspflichtigen Substanzen und der überschüssigen Flüssigkeit am jeweils anderen Ende des Dialysators aus. Das gereinigte Blut wird wieder in den Körper übergeführt.

- Während der Hämodialyse wird die gesamte Blutmenge des Körpers zwölf Mal gefiltert. Die Dialysebehandlung dauert vier Stunden. Nach der Therapie sind der Harnstoff- und der Kreatininwert wieder deutlich gesunken, das überschüssige Wasser ist aus dem Körper entfernt worden und Schwankungen im Elektrolythaushalt sind korrigiert.

Was ist ein Dialysat und welche Funktionen übernimmt es während der Hämodialyse?

- Das Dialysat ist eine spezielle Flüssigkeit, die während der Hämodialyse Verwendung findet, um Abfallprodukte und überschüssiges Wasser aus dem Blut zu entfernen.

- Die Zusammensetzung des Dialysats ähnelt der extrazellulären Flüssigkeit und enthält Elektrolyte, Mineralien und Bicarbonat. In Abhängigkeit von den Bedürfnissen des Patienten, kann die Dialysatzusammensetzung angepasst werden.

- In Vorbereitung auf die Dialysebehandlung mischt das Dialysegerät gereinigtes Wasser mit dem Dialysat.

- Zuvor muss jedoch normales Wasser durch eine Reihe unterschiedlicher Prozesse gefiltert werden. Zu den verschiedenen Aufbereitungsmaßnahmen zählen der Sandfilter, der Wasserenthärter, die Umkehrosmose, die Entionisierung usw.

- Das hochwertig gereinigte Wasser ist frei von Staubpartikeln, chemischen Fremdstoffen, Mineralien, Bakterien und Endotoxinen. Dies ist gleichzeitig auch die Voraussetzung, um die Sicherheit des Patienten gewährleisten zu können. So kommt dieser bei jeder Dialysebehandlung mit 150 Liter Wasser in Kontakt.

- Um die Dialysepatienten vor verunreinigtem Wasser zu schützen, ist eine ständige Überwachung der Wasserqualität unerlässlich.

Wo wird die Hämodialyse durchgeführt?

Die Dialysebehandlung wird in der Regel in einem Krankenhaus oder einem Dialysezentrum unter der Aufsicht von geschultem Personal und einem Arzt durchgeführt. Bei einigen Patienten kann die Hämodialyse auch zu Hause erfolgen. Dies ist jedoch nur bei Patienten möglich, die sich in einem stabilen Zustand befinden. Die Betroffenen müssen geschult werden und brauchen die Unterstützung von Familienangehörigen. Außerdem muss ausreichend Platz für die Durchführung der Hämodialyse gegeben sein.

Ist die Hämodialyse schmerzhaft?

Bis auf den Nadeleinstich zu Beginn der Behandlung ist die Hämodialyse nicht schmerzhaft.

Hochaufgereinigtes Wasser ist für eine sichere Dialyse unabdingbar.

Was kann der Patient während der Dialysebehandlung machen?

Die Patienten kommen in der Regel für die Hämodialyse ins Krankenhaus und können nach der Behandlung wieder nach Hause zurückkehren. Die meisten Patienten nutzen die vier Stunden, die die Dialyse dauert, um zu ruhen oder zu schlafen, zum Lesen, Musik hören oder Fernsehen. Während der Behandlung nehmen die Betroffenen auch gerne einen kleinen Snack und Getränke zu sich.

Welche Probleme treten häufig während der Hämodialyse auf?

Oft klagen die Patienten über Kopfschmerzen, Schwäche, Muskelkrämpfe, Übelkeit oder müssen sich übergeben. Häufig ist auch ein zu niedriger Blutdruck (Hypotonie) festzustellen.

Welche Vor-und Nachteile hat die Hämodialyse?

Vorteile:

- Die Hämodialyse erfolgt nur in Anwesenheit von geschultem Personal, sodass es sich hierbei um eine sichere Behandlungsmethode handelt, die auch für den Patienten weniger stressig ist.

- Die Hämodialyse stellt eine schnelle und effiziente Behandlungsmöglichkeit dar. Verglichen mit der Peritonealdialyse bedarf ihre Durchführung weniger Zeit.

- Ein Dialysezentrum stellt einen Treffpunkt für Patienten mit ähnlichen Problemen dar. Diese Treffen können die vom Patienten empfundenen Belastungen im Rahmen der Dialysebehandlung verringern und die Betroffenen können die Gesellschaft der anderen Patienten genießen.

- Da die Hämodialyse lediglich an drei Tagen die Woche durchgeführt werden muss, haben die Patienten auch mehr Freiheiten.

- Das Infektionsrisiko bei einer Hämodialyse ist geringer.

> **Die bedeutendsten Vorteile der Hämodialyse sind ihre Sicherheit, Effizienz und der Komfort der Patienten während der Behandlung.**

- In der Regel ist die Hämodialyse auch kostengünstiger als die Peritonealdialyse.

Nachteile:

- Der Anfahrtsweg zum Dialysezentrum ist oftmals umständlich und nimmt viel Zeit in Anspruch, vor allem wenn dieses weit entfernt vom Heimatort des Patienten liegt.

- Bei einer Hämodialyse muss ein fester Zeitplan befolgt werden. Folglich muss der Patient sein Leben nach den Dialysesitzungen richten.

- Der Nadeleinstich zu Beginn der Dialysebehandlung kann als schmerzhaft empfunden werden.

- Die Patienten, die sich für die Hämodialyse entschieden haben, besitzen ernährungstechnisch weniger Freiheiten. Sie müssen sich mit Einschränkungen in der Flüssigkeits-, Salz-, Kalium- und Phosphoraufnahme arrangieren.

- Das Risiko für eine Hepatitis-Infektion ist erhöht.

Gebote und Verbote für die Hämodialyse-Patienten

- Patienten, die sich im Endstadium der chronischen Nierenkrankheit befinden und somit dialysepflichtig sind, müssen dreimal die Woche ein Dialysezentrum aufsuchen. Eine regelmäßig durchgeführte Dialysebehandlung ist unumgänglich, wenn langfristig die Gesundheit des Betroffenen erhalten werden soll. Wird die Hämodialyse aber unregelmäßig und unzureichend durchgeführt, kann sich dies schädlich auf die Gesundheit des Patienten auswirken und in einigen Fällen auch tödlich enden.

- Liegt keine Urinproduktion mehr vor sind Einschränkungen in der Flüssigkeits- und Salzaufnahme unumgänglich, um das Gewicht

> Ein entscheidender Nachteil der Hämodialyse ist die Pflicht, dreimal pro Woche in ein Krankenhaus zu fahren, um die Dialysebehandlung durchführen zu lassen.

zwischen zwei Dialysebehandlungen kontrollieren zu können. Des Weiteren muss auf kalium- und phosphorreiche Nahrungsmittel verzichtet werden. Dafür muss aber die Eiweißaufnahme wieder erhöht werden.

- Unterernährung ist ein Problem, das unter den Dialysepatienten weit verbreitet ist und negative Auswirkungen auf den Gesundheitszustand hat. Eine unzureichende Eiweißaufnahme und der ständige Eiweißverlust während der Dialysebehandlung führen in der Regel zu einer Mangelernährung. Aus diesem Grund wird den Dialysepatienten eine eiweiß- und kalorienreiche Ernährung empfohlen.

- Dialysepflichtige Patienten sollten zusätzlich wasserlösliche Vitaminpräparate (vor allem Vitamin B und C) einnehmen. Hierbei muss jedoch darauf geachtet werden, dass nicht die rezeptfreien Multivitamintabletten gekauft werden sollten. Die Ursache liegt in ihrer Zusammensetzung. Diese Multivitamintabletten enthalten in der Regel nicht alle benötigen Vitamine bzw. sind die vorhandenen Vitamine nicht an die Bedürfnisse der Dialysepatienten angepasst, da sie u.a. auch Vitamin A, E, K und andere Mineralien enthalten, die schädlich für die Patienten sind.

- Auch eine zusätzliche Gabe von Kalzium und Vitamin D kann nötig werden, jeweils abhängig vom Kalzium-, Phosphor- und Parathormonspiegel.

- Des Weiteren sollten empfohlene Lebensstiländerungen befolgt werden. Dazu zählen beispielsweise die Beendigung des Rauchens, das Beibehalten eines gesunden Gewichts, die regelmäßige Bewegung sowie ein eingeschränkter Alkoholkonsum.

> **Hämodialyse-Patienten müssen sich an eine beschränkte Flüssigkeits-und Salzaufnahme halten, sodass ihr Gewicht zwischen zwei Dialysebehandlungen kontrolliert werden kann.**

Wann sollte ein Patient während der Dialysebehandlung Pflegepersonal oder einen Arzt/eine Ärztin zu Hilfe rufen?

Betroffene sollten umgehend nach geschultem Personal fragen, wenn

- Blutungen aus dem Shunt oder dem Zentralkatheter auftreten.

- das Vibrieren bzw. das sogenannte Schwirren im Shunt nicht mehr zu spüren ist.

- es zu einer unerwarteten Gewichtszunahme kommt oder starke Wassereinlagerungen und Kurzatmigkeit auffallen.

- Brustschmerzen oder Herzrasen einsetzen bzw. wenn sich der Herzschlag stark verlangsamt.

- sich ein sehr hoher oder ein viel zu niedriger Blutdruck gemessen wird.

- der Patient verwirrt, schläfrig oder bewusstlos wird oder aber sogar beginnt zu krampfen.

- Fieber, Schüttelfrost, Erbrechen, Blut im Erbrochenen oder ein stark ausgeprägtes Schwächegefühl auftreten.

Peritonealdialyse (Bauchfelldialyse)

Eine andere Form der Dialysebehandlung ist die Peritonealdialyse, die auch bei Patienten mit Nierenversagen Anwendung findet. Diese Variante der Dialysebehandlung wird am häufigsten zu Hause durchgeführt.

Worum handelt es sich bei der Peritonealdialyse?

- Das Peritoneum, auch Bauchfell genannt, ist eine dünne Membran, die den inneren Bauchraum auskleidet und innere Organe, wie z.B. den Magen und Teile des Darms überzieht.

- Bei dem Bauchfell handelt es sich um eine semipermeable Membran, sodass Abfallprodukte und Giftstoffe, die im Blut enthalten sind, hindurchtreten können.

Regelmäßige Dialysetherapie ist notwendig.

- Bei der Peritonealdialyse dient das Peritoneum (Bauchfell) als Filter, der hilft, das Blut zu reinigen.

Welche Formen der Peritonealdialyse gibt es?

1. Intermittierende Peritonealdialyse (IPD)

2. Kontinuierliche ambulante Peritonealdialyse (CAPD)

3. Kontinuierliche zyklische Peritonealdialyse (CCPD)

1. Intermittierende Peritonealdialyse (IPD)

- Die Intermittierende Peritonealdialyse (IPD) ist eine wichtige und effektive Form der Dialysebehandlung, die vorrangig zur temporären Behandlung von Patienten im Krankenhaus angewendet wird. Hierzu zählt in erster Linie die Behandlung von Kindern und Notfällen, aber auch die Therapie eines akuten Nierenversagens.

- Für die IPD wird ein Katheter, dessen Endstück eine Vielzahl von Löchern aufweist, in den Bauchraum der Patienten eingesetzt und mithilfe einer speziellen Flüssigkeit, dem Dialysat, kann dann die Dialyse durchgeführt werden.

- Die Intermittierende Peritonealdialyse dauert etwa 8-12 Stunden, wobei während der Behandlung 30-40 Liter der **Dialysierflüssigkeit** verbraucht werden.

- Je nach den Bedürfnissen des Patienten, erfolgt die Dialysebehandlung alle 1-3 Tage in einem Dialysezentrum.

2. Kontinuierliche ambulante Peritonealdialyse (CAPD)

Was bedeutet die Abkürzung „CAPD"?

C – Das C steht für kontinuierlich (englisch: continuous). Das heißt, dass es sich bei dieser Methode der Dialyse um einen ununterbrochenen

> Die kontinuierliche ambulante Peritonealdialyse ist eine Form der Dialysebehandlung, die der Patient bei sich daheim durchführen kann. Bei dieser Methode wird eine spezielle Flüssigkeit benötigt.

Prozess handelt. Also erfolgt die Dialyse an 24 Stunden am Tag, 7 Tage die Woche.

A – Das A steht für ambulant, denn während der Dialysebehandlung kann der Patient umher laufen und seinen gewohnten Aktivitäten und Verpflichtungen nachgehen.

P – Das P steht für das Peritoneum, weil das Bauchfell als Filter dient.

D – Das D steht für den Prozess der Blutreinigung, der auch als Dialyse bezeichnet wird.

Infolgedessen stellt die kontinuierliche ambulante Peritonealdialyse eine Form der Dialysebehandlung dar, die von den Betroffenen daheim durchgeführt werden kann und kein weiteres Gerät bedarf. Somit bietet dieses Verfahren einen hohen Grad an Unabhängigkeit und Bequemlichkeit, sodass diese Behandlungsmöglichkeit sich großer Beliebtheit in den Industriestaaten erfreut.

Was ist ein Verweilkatheter?

Für die kontinuierliche ambulante Peritonealdialyse (CAPD) wird im Rahmen eines chirurgischen Eingriffs ein Verweilkatheter in den Bauchraum des Patienten eingesetzt. Dabei handelt es sich um eine Art dünnen, elastischen Schlauch, der zahlreiche kleine Löcher besitzt. Der CAPD-Katheter verlässt den Körper etwa 2,5cm unterhalb und seitlich des Nabels. Man legt den Verweilkatheter circa 10-14 Tage vor dem Beginn der Dialysebehandlung. Ebenso wie der Shunt bei den Hämodialyse-Patienten stellt nun der Verweilkatheter die „Lebensader" der CAPD-Patienten dar.

Ablauf der kontinuierlichen ambulanten Peritonealdialyse (CAPD)

Diese Form der Peritonealdialyse läuft in drei Schritten ab: Füllung, Verweilzeit, Abfluss.

Die kontinuierliche ambulante Peritonealdialyse muss täglich zu festen Zeiten mit großer Sorgfalt durchgeführt werden.

Füllung: Über den Katheter werden zwei Liter Dialysierflüssigkeit über einen sterilen Plastikschlauch in den Bauchraum gefüllt. Im Bauchraum angekommen, kommt die Flüssigkeit mit dem Bauchfell in Kontakt.

Verweilzeit: Die Dialysierflüssigkeit bleibt am Tage für ca. 4-6 Stunden in der Bauchhöhle bzw. für 6-8 Stunden in der Nacht. In dieser Zeit erfolgt die Blutreinigung. Dabei übernimmt das Bauchfell die Rolle eines Filters, der Abfallprodukte und überschüssige Flüssigkeiten aus dem Blut in die Dialysierflüssigkeit übertreten lässt. Während dieser Zeit kann der Patient sich frei bewegen und seinen täglichen Aktivitäten nachgehen.

Abfluss: Nachdem die Dialysierflüssigkeit lange genug im Bauchraum war, wird diese mit den gefilterten ausscheidungspflichtigen Substanzen

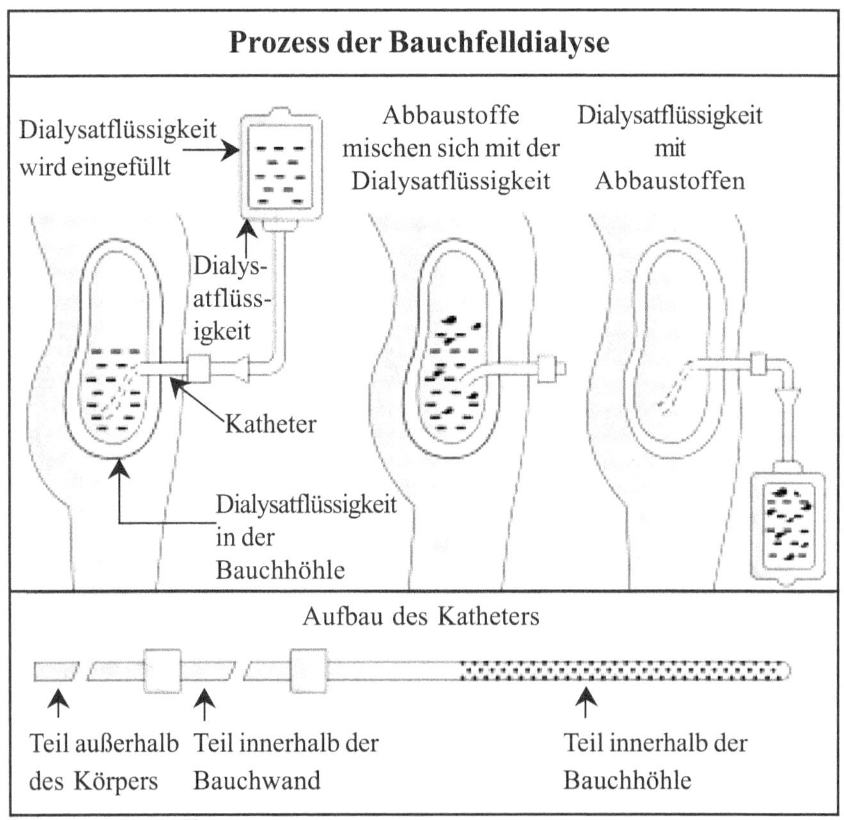

über den Katheter in einen leeren Auffangbeutel abgelassen. Dies funktioniert nach dem Prinzip der Schwerkraft. Der Beutel mit der aufgefangenen Flüssigkeit wird gewogen, bevor er entsorgt wird. Die abgelassene Flüssigkeit sollte klar sein.

Der Vorgang des Ablassens der verbrauchten Dialysierflüssigkeit und die darauffolgende Befüllung mit frischem Dialysat dauert etwa 30-40 Minuten. Der Prozess der Entleerung und Neubefüllung wird auch als Austausch bezeichnet. Ein solcher Austausch muss 3-5 mal am Tag und einmal die Nacht durchgeführt werden. Um den Patienten möglichst schlafen zu lassen in der Nacht, erfolgt der letzte Austausch am Abend, kurz bevor man zu Bett geht, sodass die Dialysierflüssigkeit über Nacht im Körper verweilen kann.

Die kontinuierliche ambulante Peritonealdialyse muss stets unter strengen hygienischen Bedingungen erfolgen

3. Die kontinuierliche zyklische Peritonealdialyse (CCPD)

Bei der kontinuierlichen zyklischen Bauchfelldialyse, die auch als automatisierte Peritonealdialyse bezeichnet wird, handelt es sich um eine kontinuierlich ablaufende Dialysebehandlung, die der Patient täglich zu Hause mithilfe eines Dialysegeräts, einen sogenannten Cycler, durchführt. Während der automatisierten Peritonealdialyse regelt der Cycler automatisch den Austausch der Dialysierflüssigkeit im Bauchraum. Ein Zyklus dauert circa 1-2 Stunden und ein Austausch erfolgt 4-5 mal pro Tag. Die APD wird nachts, wenn der Patient schläft, durchgeführt und dauert demnach ungefähr 8-10 Stunden. Wenn der Betroffene am Morgen aufsteht und die Verbindung zum Dialysegerät trennt, verbleiben 2-3 Liter Dialysatflüssigkeit den Tag über im

---

Die kontinuierliche zyklische Peritonealdialyse wird vom Patienten zu Hause mithilfe eines Geräts, einen sogenannten „Cycler", durchgeführt.

Bauchraum. Erst, wenn der Patient sich vor dem zu Bett gehen an den Cycler anschließt, erfolgt wieder ein Austausch des Dialysats.

Die wesentlichen Vorteile des Verfahrens sind die Unabhängigkeit des Patienten, seine gewohnten Aktivitäten am Tage nachgehen zu können, die bequeme Handhabung sowie ein vermindertes Risiko an einer Bauchfellentzündung zu erkranken, da das An- bzw. Abschließen an die Maschine nur einmal täglich erfolgt. Nachteilig sind jedoch die Kosten sowie die Komplexität des Verfahrens zu beurteilen.

Wie setzt sich die verwendete Dialyselösung zusammen?

Bei der Dialysierflüssigkeit handelt es sich um eine sterile Lösung, die reich an Glucose und Mineralien ist. Die Dialysierflüssigkeiten sind mit verschiedenen Glukosekonzentrationen erhältlich. In Indien können beispielsweise Dialyselösungen mit einer 1,5%, 2,5% und 4,5% Glukosekonzentration erworben werden. Die Glukose ermöglicht das Entfernen überschüssiger Flüssigkeiten aus dem Körper. Je nachdem, wie viel Flüssigkeit aus dem Körper des Patienten entfernt werden muss, entscheidet man sich für eine für eine spezielle Glukosekonzentration. Muss beispielsweise viel Flüssigkeit entfernt werden, wählt man ein Dialysat, das einen stark konzentrierten Glukosegehalt hat. Heute gibt es auch neuere Dialysierflüssigkeiten, die anstelle von Glukose Icodextrin enthalten. Diese Dialysate besitzen den Vorteil, dass sie die Flüssigkeit langsam aus dem Körper schwemmen. Infolgedessen werden solche Dialyseflüssigkeiten vor allem Diabetikern und übergewichtigen Patienten empfohlen. Die Verwendung eines solchen Dialysats ist jedoch auf einen Zyklus pro Tag beschränkt.

Dialysierflüssigkeit ist in Beuteln mit unterschiedlichen Volumina (zwischen 1000-2500 ml) erhältlich.

Vorsichtsmaßnahmen zur Vermeidung von Infektionen sind für die Patienten von großer Wichtigkeit.

Welche Probleme treten häufig bei einer kontinuierlichen ambulanten Peritonealdialyse (CAPD) auf?

Die häufigsten Komplikationen, die im Rahmen einer kontinuierlichen ambulanten Peritonealdialyse auftreten, sind:

Infektionen: Am häufigsten treten Bauchfellentzündungen (Peritonitis) auf. Zu den typischen Symptomen des Krankheitsbildes zählen Schmerzen im Bauchraum, Fieber, Schüttelfrost und die abgelassene Flüssigkeit erscheint trübe. Um Infektionen, wie die Bauchfellentzündung, zu umgehen, sollte die Bauchfelldialyse stets unter strengen hygienischen, aseptischen Bedingungen erfolgen und Verstopfungen sollten vermieden werden. Zur Behandlung der Peritonitis gibt man zunächst Breitbandantibiotika und untersucht die aufgefangene Flüssigkeit, um dann die Antibiotika spezifisch an den Erreger anpassen zu können. Bei einigen Patienten kann auch die Entfernung des Katheters nötig werden.

Es kann sich auch eine Infektion an der Austrittstelle des Katheters entwickeln.

Andere Probleme: Weitere Komplikationen, die im Rahmen einer CAPD auftreten können, sind Blähungen, eine geschwächte Bauchmuskulatur, die zu einem Leistenbruch führen kann; ein Flüssigkeitsüberschuss, Skrotalödem (Skrotum = Hodensack), Blähungen oder eine Gewichtszunahme. Auch kann der Abfluss aus dem Katheter reduziert sein oder Flüssigkeit kann auslaufen.

Die Vorteile der kontinuierlichen ambulanten Peritonealdialyse

- Es gibt weniger Einschränkungen bei der Nahrungs- und Flüssigkeitsaufnahme.

CAPD-Patienten müssen sich sehr Eiweißreich ernähren, um eine Mangelernährung zu vermeiden und das Infektionsrisiko zu verringern.

- Die Patienten verfügen über mehr Freiheiten. Diese Form der Dialysebehandlung kann zu Hause, auf der Arbeit oder auf Reisen durchgeführt werden. Folglich kann also allen üblichen Aktivtäten nachgegangen werden, während die Dialyse erfolgt. Der Patient kann die kontinuierliche zyklische Bauchfelldialyse selbst durchführen, ohne Hilfe von Familienangehörigen oder geschultem Personal zu benötigen.

- Infolgedessen müssen Betroffene auch nicht dreimal die Woche ein Dialysezentrum aufsuchen und die schmerzhaften Nadeleinstiche bei der Hämodialyse über sich ergehen lassen.

- Es ist eine bessere Kontrolle des Bluthochdrucks sowie einer Anämie möglich.

- Diese Behandlungsform gilt als eine sanfte Variante der Dialysetherapie, wodurch auch kein Unbehagen beim Patienten auftritt.

Die Nachteile der kontinuierlichen ambulanten Peritonealdialyse

- Das Risiko für eine Bauchfellentzündung oder einen Infekt an der Austrittsstelle des Katheters ist erhöht.

- Ein Austausch der Flüssigkeit muss 3-5 mal pro Tag, 365 Tage im Jahr erfolgen. Die Behandlung darf also nie unterbrochen werden. Das strikte Befolgen aller Instruktionen sowie die Erfüllung der hohen hygienischen Standards können sehr anstrengend werden.

- Der Katheter, der permanent im Bauchraum bleibt, sowie die Dialysierflüssigkeit im Bauchraum kann ein unangenehmes Gefühl beim Patienten entstehen lassen. Auch wird sich das Erscheinungsbild des Betroffenen verändern, was für einige nicht akzeptabel ist.

> **Patienten, die Bauchschmerzen und ein flockiges Peritonealdialysat bemerken sollen sofort ihren Arzt aufsuchen.**

- Die zuckerhaltige Dialysierflüssigkeit kann zu einer Gewichtszunahme führen und eine Hypertriglyceridämie verursachen.

- Die Lagerung und Handhabung der schweren Beutel mit der Dialysierflüssigkeit im Haus bzw. in der Wohnung der Betroffenen ist umständlich.

Welche Ernährungsempfehlungen gilt es für die CAPD-Patienten zu beachten?

Es ist sehr wichtig, dass sich die Patienten an die ihnen empfohlenen Ernährungsmaßnahmen halten. Auch unterscheidet sich der Ernährungsplan der CAPD-Patienten von dem der Hämodialyse-Patienten.

- Eine eiweißreiche Ernährung ist sehr wichtig, um auf diese Art und Weise einen Eiweißmangel zu vermeiden, da im Rahmen der Bauchfelldialyse ein kontinuierlicher Verlust der Eiweiße festzustellen ist.

- Um eine Gewichtszunahme zu vermeiden, muss die Kalorienaufnahme eingeschränkt werden. Der Grund hierfür ist, dass die Dialysierflüssigkeit Glukose enthält und somit dem Körper zusätzlich Kohlenhydrate zuführt.

- Es muss nicht so stark auf die Salz- und Flüssigkeitsaufnahme geachtet werden, wie es beispielsweise die Hämodialyse-Patienten machen müssen.

- Auf eine kalium- und phosphatreiche Ernährung sollte weitestgehend verzichtet werden.

- Die Nahrungsmittel sollten reich an Ballaststoffen sein, um Verstopfungen zu vermeiden.

Die Notwendigkeit zur täglichen Behandlung ist ein Nachteil der CAPD.

Wann soll ein Patient, der die kontinuierliche ambulante Peritonealdialyse anwendet, geschultes Pflegepersonal bzw. einen Arzt aufsuchen?

Patienten sollten umgehend einen Arzt bzw. geschultes Pflegepersonal aufsuchen, wenn

- Schmerzen im Bauchraum, Fieber oder Schüttelfrost auftreten.

- die abgelassene Dialysierflüssigkeit trübe oder blutig ist.

- die Austrittsstelle des Katheters unterhalb des Nabels schmerzt, gerötet oder geschwollen ist, eitert oder sich sehr warm anfühlt.

- das Einfüllen oder Ablassen der Dialysierflüssigkeit in bzw. aus dem Katheter nicht möglich ist aufgrund einer Blockierung.

- es zu einer unerwarteten Gewichtszunahme, starken Schwellungen oder Kurzatmigkeit kommt und sich starker Bluthochdruck entwickelt. (Verdacht auf einen Flüssigkeitsüberschuss)

- der Blutdruck zu niedrig ist und ein Gewichtsverlust, Krämpfe sowie Schwindel auftreten (Verdacht auf ein Flüssigkeitsdefizit)

Kapitel 14
Nierentransplantation

Nierentransplantationen sind das Ergebnis eines großartigen Fortschritts in der Medizin.

Eine Nierentransplantation ist die beste Behandlungsmethode für eine chronische Nierenkrankheit im Endstadium. Nach dem erfolgreichen Verlauf der Transplantation normalisiert sich das Leben der Betroffenen wieder weitestgehend.

Im Folgenden wird die Thematik „Nierentransplantation" in vier Abschnitte gegliedert:

1. Informationen, die vor einer Transplantation von Bedeutung sind
2. Die Transplantation
3. Die Zeit nach der Transplantation
4. Die postmortale Nierenspende

Informationen, die vor einer Transplantation von Bedeutung sind:

Was ist eine Nierentransplantation?

Bei der Nierentransplantation handelt es sich um einen chirurgischen Eingriff, bei dem eine gesunde Niere eines Lebendspenders oder eines Verstorbenen in den Körper eines Patienten eingesetzt wird, der an einem nicht mehr zu behebenden Nierenversagen leidet.

Wann wird eine Nierentransplantation notwendig?

Patienten, die das Endstadium der chronischen Nierenkrankheit erreicht haben, benötigen eine Nierentransplantation.

Die Entdeckung der Nierentransplantation war und ist ein Segen für Patienten, die an einem chronischen Nierenversagen leiden.

Bei welcher Form des Nierenversagens ist eine Nierentransplantation nicht erforderlich?

Bei einem akuten Nierenversagen erfolgt keine Nierentransplantation, da hier die Funktionsleistung der Nieren nur temporär eingeschränkt ist. Auch wenn nur eine der zwei Nieren ausfällt, ist eine Transplantation nicht erforderlich.

Warum wird eine Nierentransplantation im Endstadium der chronischen Nierenkrankheit notwendig?

Patienten, die das Endstadium der chronischen Nierenkrankheit erreicht haben, werden dialysepflichtig und müssen zusätzlich medikamentös behandelt werden. Dennoch kann keine dieser beiden Therapiemaßnahmen den Patienten heilen. Eine erfolgreiche Nierentransplantation ist der effektivste Weg und die einzige Möglichkeit ein Nierenversagen zu heilen. Eine Nierentransplantation kann Leben retten und gibt den Betroffenen wieder die Möglichkeit, ihr Leben wie vor dem Ausbruch der Krankheit genießen zu können.

Welche Vorteile bietet eine Nierentransplantation?

Wesentliche Vorteile einer Nierentransplantation sind:

- Die vollständige Wiederherstellung der Gesundheit und eine Verbesserung der Lebensqualität: Der Patient kann weitestgehend ein normales Leben führen und den Lebensalltag wieder mit ausreichend Energie und Ausdauer meistern.

- Die Unabhängigkeit von der Dialyse: Die Patienten sind frei von Schmerzen und Beschwerden, die im Rahmen einer Dialysebehandlung auftreten können. Auch müssen sie sich nicht

> Eine erfolgreiche Nierentransplantation ist die beste Behandlungsmöglichkeit für Patienten mit einem Nierenversagen, denn nur so kann diesen Menschen wieder ein fast normales Leben ermöglicht werden.

mehr mit dem enormen Zeitaufwand einer Dialysebehandlung arrangieren.

- Die verlängerte Lebensdauer: Die Patienten, die sich für eine Nierentransplantation entschieden haben, leben länger als die Nierenpatienten an der Dialyse.

- Weniger Einschränkungen bei der Ernährung und in der Flüssigkeitsaufnahme

- Bei einer Transplantation können weniger Komplikationen auftreten als bei einer Dialysebehandlung.

- Der Kostenfaktor: Auch wenn die Kosten für eine Transplantationsoperation hoch sind, nehmen die Kosten für die Behandlung von Transplantatempfängern über die folgenden Jahre ab. Letztendlich ist eine jahrelange Dialysebehandlung also viel teurer.

- Eine Verbesserung des Sexuallebens und Frauen haben wieder eine erhöhte Chance schwanger zu werden.

Welche Nachteile hat eine Nierentransplantation?

Obwohl die Nierentransplantation viele Vorteile bietet, sollte man sich auch den Nachteilen bewusst werden. Dazu zählt:

- Große Operationen bringen immer ein gewisses Risiko mit sich. Bei einer Transplantation handelt es sich um einen großen chirurgischen Eingriff, der unter Vollnarkose erfolgt, die immer ein potentielles Risiko während und nach der OP mit sich bringt.

- Die Abstoßreaktion: Es gibt niemals eine 100%ige Garantie, dass der Körper das Transplantat annimmt. Da heutzutage aber immer neuere und bessere Immunsuppressiva verfügbar sind, treten Abstoßreaktionen viel seltener auf als in der Vergangenheit.

Eine Nierentransplantation verbessert die Gesamtprognose bei vollständigem Nierenversagen.

- Die regelmäßige Medikamenteneinnahme: Solange wie die Transplantatniere funktioniert, muss die Medikamenteneinnahme täglich erfolgen. Wird die Therapie mit den Immunsuppressiva unterbrochen oder eine falsche Dosis der Medikamente eingenommen, kann es zu einem Nierenversagen infolge einer Abstoßreaktion kommen.

- Das erhöhte Risiko für Infektionen und Nebenwirkungen aufgrund der Immunsuppressiva.

- Der Stress: Das ewige Warten auf eine passende Spenderniere, die Ungewissheit, ob die Transplantation erfolgreich verläuft, und die Angst vor dem Verlust der Funktionsfähigkeit der Spenderniere nach der Transplantation, stellen eine Stressreaktion für die Betroffenen dar.

- die hohen Kosten zu Beginn der Behandlung

Welche Kontraindikationen gilt es bei einer Nierentransplantation zu beachten?

Selbst wenn ein Patient das Endstadium der chronischen Niereninsuffizienz, das Nierenversagen, erreicht hat, darf man nicht vergessen, dass es sich bei einer Transplantation um eine gefährliche Operation handelt. Diese ist nicht zu empfehlen, wenn der Patient an ernstzunehmenden Infektionen leidet, von bösartigen Tumorerkrankungen betroffen ist, schwere psychosoziale Probleme hat bzw. geistig retardiert ist. Des Weiteren sind die koronare Herzkrankheit, die refraktäre Herzinsuffizienz, schwere periphere Gefäßerkrankungen und andere schwerwiegende gesundheitliche Probleme kontraindizierend für eine Nierentransplantation.

> **Eine Nierentransplantation wird nicht bei Nierenpatienten durchgeführt, die auch von AIDS, Krebs und anderen schweren Krankheiten betroffen sind.**

Wo liegt die Altersgrenze für einen Empfänger einer Spenderniere?

Es gibt kein Gesetz, welches eine Altersgrenze für Empfänger eines Transplantats festlegt. In der Regel wird eine Transplantation jedoch bei Personen zwischen 5-65 Jahren empfohlen.

Woher kommen die Transplantatnieren?

Drei Formen einer Nierenspende sind möglich. Einerseits können sich Verwandte des Empfängers, also die Eltern, Geschwister, Kinder, Tanten, Onkel, Cousinen und Cousins zu einer Lebendspende bereiterklären. Aber auch nicht verwandte, lebendige Spender, wie die Ehepartner oder enge Freunde, können eine Niere spenden. Des Weiteren kann es auch zur Transplantation von Organen eines hirntoten Spenders kommen.

Wer eignet sich am besten als Nierenspender?

Eineiige Zwillinge sind die besten Nierenspender. Sie haben die besten Überlebenschancen nach einer Transplantation.

Wer darf eine Niere spenden?

Jede Person, die gesund ist und über zwei Nieren verfügt, darf eine Niere spenden, wenn die Blutgruppe und Gewebetypen mit dem Empfänger kompatibel sind. Im Allgemeinen sollten Spender im Alter zwischen 18 und 65 Jahren sein.

Wie bestimmt die Blutgruppe die Auswahl des Nierenspenders?

Die Übereinstimmung der Blutgruppen ist von größter Bedeutung bei einer Transplantation. Der Spender und der Empfänger müssen entweder die gleiche Blutgruppe haben oder aber die Verträglichkeit der Blutgruppen muss gegeben sein. Das folgende Schema verdeutlicht diesen Aspekt.

Eine von Familienmitgliedern gespendete Niere bietet die besten Ergebnisse bei einer Nierentransplantation.

Blutgruppe des Empfängers	Spenderblutgruppe
O	O
A	A oder O
B	B oder O
AB	AB, A, B oder O

Wer kann keine Niere spenden?

Lebendnierenspender müssen gründlich untersucht werden und benötigen ein psychologisches Gutachten, um sichergehen zu können, dass die Spende einer Niere nicht zu gefährlich für den Betroffenen ist. Ein potenzieller Lebendnierenspender kann keine Niere spenden, wenn er oder sie an Diabetes mellitus, Krebs oder HIV erkrankt sind bzw. sie von Bluthochdruck oder anderen schwerwiegenden medizinischen oder psychiatrischen Erkrankungen betroffen sind.

Welche potenziellen Risiken gibt es für Lebendnierenspender?

Ein potenzieller Spender wird gründlich untersucht, um sicherzustellen, dass eine Nierenspende nicht zu gefährlich für ihn oder sie wird. Die meisten Spender können ihr bisheriges Leben wie gewohnt fortsetzen, auch wenn sie nur noch über eine Niere verfügen. Auch das Sexualleben wird nicht durch eine Nierenspende beeinflusst. Weibliche Spender können weiterhin Kinder gebären bzw. Männer können trotz einer Nierenspende Kinder zeugen.

Mögliche Risiken, die mit einer Lebendspende einhergehen, sind dieselben, die bei jeder größeren Operation bestehen. Auch besteht für Lebendspender kein erhöhtes Risiko für eine Nierenkrankheit.

> **Bei einer Nierenspende handelt es sich um ein sicheres Verfahren, welches das Leben eines Patienten mit einem Nierenversagen retten kann.**

Was ist eine sogenannte „Cross-over-Transplantation"?

Eine Lebendnierenspende bringt viele Vorteile gegenüber einem Transplantat eines bereits verstorbenen Spenders oder der Dialysebehandlung mit sich. Viele Patienten, die von einem Nierenversagen betroffen sind, haben in ihrem Familien- oder Bekanntenkreis gesunde, potenzielle Nierenspender. Die große Hürde stellt jedoch die Verträglichkeit der Blutgruppen dar.

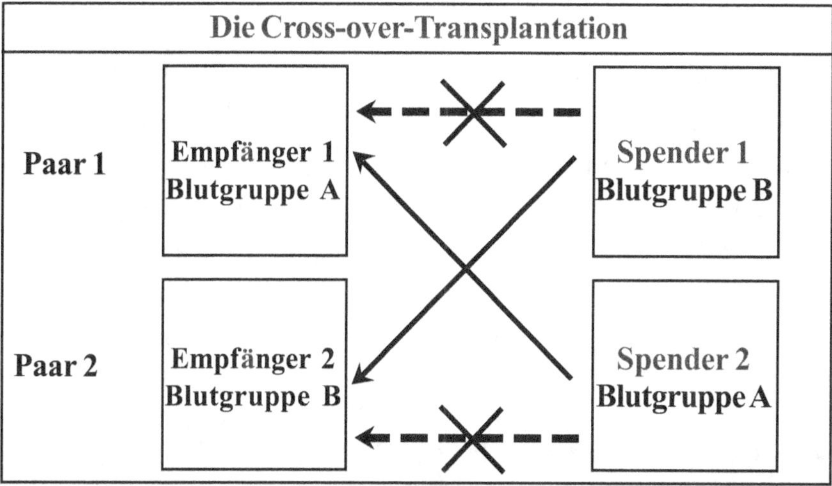

Bei der Cross-over-Transplantation handelt es sich um ein Verfahren, bei dem es zum Austausch von Spendernieren zwischen zwei inkompatiblen Spender-Empfänger-Paaren kommt. Folglich erhält jeder der beiden Spender ein Transplantat, bei dem auch die Blutgruppenverträglichkeit gegeben ist. Wie in der Abbildung gezeigt, spendet der Spender 2 seine Niere dem Empfänger 1, während der Spender 1, der mit Empfänger 1 verwandt oder bekannt ist, seine Niere an den Empfänger 2 spendet. Aufgrund des Austausches der gespendeten Nieren zwischen zwei Spender-Empfänger-Paaren, bei denen die Blutgruppenverträglichkeit nicht gegeben ist, kann letztendlich beiden Empfängern eine passende Niere eingepflanzt werden.

Was ist eine präemptive Nierentransplantation?

In der Regel erfolgt eine Nierentransplantation nach dem bereits mit einer Dialysebehandlung begonnen worden ist. Kommt es jedoch schon vor dem Beginn der Dialysepflicht zu einer Nierentransplantation, bezeichnet man dies auch als präemptive Transplantation.

Eine präemptive Transplantation gilt als die beste Methode der Nierenersatztherapie bei medizinisch geeigneten Patienten, die sich im Endstadium der chronischen Nierenkrankheit befinden. Die Ursachen hierfür liegen nicht allein in den Risiken, Kosten und Unbequemlichkeiten, die eine Dialysebehandlung mit sich bringt und durch eine frühzeitige Transplantation umgangen werden können. Vielmehr wird auch die Spenderniere vom Körper besser angenommen, wenn die Transplantation schon vor dem Beginn der Dialysebehandlung erfolgt. Aufgrund dieser Vorteile, wird eine präemptive Transplantation bei Patienten im Endstadium des Nierenversagens dringend empfohlen, wenn geeignete Spender zur Verfügung stehen.

Die Transplantation

Wie wird eine Niere transplantiert?

- Bevor die Operation durchgeführt wird, ist ein medizinisches und psychosoziales Gutachten notwendig, um den Gesundheitszustand des Empfängers und im Falle einer Lebendspende auch den des Spenders einschätzen zu können zur eigenen Sicherheit der Betroffenen. Des Weiteren müssen die Verträglichkeit der Blutgruppen sowie eine weitgehende Übereinstimmung von bestimmten Gewebemerkmalen (HLA-Antigene) gegeben sein.

- Bei einer Nierentransplantation ist Teamarbeit gefragt, denn hier müssen Nephrologen, Chirurgen, Pathologen, Anästhesisten,

> **Bei einer Nierentransplantation wird die Spenderniere in den rechten Unterbauch des Empfängers eingesetzt, sodass die eigenen Nieren in der Regel nicht entfernt werden müssen.**

Nierentransplantation

Pflegepersonal und die Transplantationskoordinatoren zusammen als Team funktionieren.

- Nachdem der Empfänger und der Spender ausführlich über das Verfahren und den Verlauf der Transplantation aufgeklärt worden sind, müssen beide Parteien die Einwilligungserklärung aufmerksam lesen und unterschreiben.

- Handelt es sich um eine Lebendspende, werden Spender und Empfänger zeitgleich operiert.

- Diese große Operation dauert 3-5 Stunden und wird unter Vollnarkose durchgeführt.

- Bei einem Lebendspender wird in der Regel die linke Niere entnommen. Hier arbeitet man entweder nach dem Prinzip der offenen Chirurgie oder die minimalinvasive Chirurgie mithilfe eines

Laparoskops findet Anwendung. Nach der Entfernung der Niere, wird diese mit einer speziellen Lösung gewaschen, bevor sie letztendlich in den rechten Unterbauch des Empfängers eingesetzt wird.

- In den meisten Fällen werden die nicht mehr funktionstüchtigen Nieren des Empfängers nicht entfernt.

- Handelt es sich bei dem Transplantat um eine Lebendspende, nimmt diese Niere normalerweise ihre Arbeit sofort auf. Anders sieht es hingegen bei postmortalen Nierenspenden aus. Diese Transplantate brauchen oftmals einige Tage bis Wochen bis sie ihre Arbeit aufnehmen. In diesem Fall benötigen die Empfänger dann solange eine Dialysebehandlung, bis die Nieren eine ausreichende Funktionsleistung erreichen.

- Nach der Transplantation kümmert sich der Nephrologe um den Patienten.

Die Zeit nach der Transplantation

Welche Komplikationen können nach einer Transplantation auftreten?

Nach einer Transplantation kann es zu Komplikationen kommen. Dazu zählen z.B. Infektionen, Nebenwirkungen der Medikamente und die Gefahren, die jeder chirurgische Eingriff mit sich bringt.

Wichtige Überlegungen, die für die Pflege der Patienten nach einer Transplantation wichtig sind, sind folgende:

a.) Notwendige Medikamente und die Transplantatabstoßung

b.) Vorsichtsmaßnahmen, die nach einer Nierentransplantation beachtet

---

Die häufigsten Komplikationen, die nach einer Transplantation auftreten, sind eine Abstoßreaktion der Spenderniere, Infektionen oder Nebenwirkungen der Medikamente.

---

werden müssen, um die Gesundheit der Spendernieren zu erhalten und Infektionen zu vermeiden

a.) Notwendige Medikamente und die Transplantatabstoßung

Wie unterscheidet sich die postoperative Behandlung bei der Nierentransplantation von anderen routinemäßig durchgeführten Operationen?

Im Regelfall werden nach einer Operation Medikamente und Pflege für weitere 7-10Tage nötig. Der Unterschied zu den Transplantationspatienten ist, dass diese nach der OP lebenslänglich Medikamente einnehmen müssen.

Worum handelt es sich bei einer Transplantatabstoßung?

Es ist die Aufgabe des Immunsystems, Fremdstoffe, wie Bakterien und Viren, die für den Körper schädlich sein könnten, zu erkennen und zu vernichten. Wenn das Immunsystem des Empfängers die transplantierte Niere als fremdes Gewebe identifiziert, versucht es die Niere zu zerstören. Diese natürliche Reaktion des Körpers bezeichnet man auch als Transplantatabstoßung.

Wann kommt es zu einer Nierenabstoßung und welche Auswirkung hat dies?

Die Gefahr, dass der Körper die transplantierte Niere abstößt, besteht lebenslang, tritt aber besonders häufig in den ersten sechs Monaten auf. Der Schweregrad der Abstoßreaktion variiert von Patient zu Patient. In der Regel verläuft die Abstoßreaktion relativ mild, sodass diese Komplikation gut mit Immunsuppressiva behandelt werden kann. Bei einigen Patienten sind die Reaktionen des Immunsystem jedoch so stark, dass sie auch auf eine medikamentöse Therapie nicht mehr ansprechen

---

Eine Transplantatabstoßung wird durch das Immunsystem verursacht.

---

und die Niere zerstört wird- das Transplantat kann dann nicht mehr vor dem Verlust bewahrt werden.

Welche Medikamente sollte der Patient nach der Transplantation einnehmen, um einer Abstoßreaktion vorzubeugen?

- Aufgrund des Immunsystems besteht das Risiko einer Transplantatabstoßung lebenslang.

- Wenn die Immunreaktionen des Körpers unterdrückt werden können, sinkt das Risiko für eine Abstoßreaktion. Dafür sind die Betroffenen dann aber auch sehr anfällig gegenüber Infektionen, die nun lebensbedrohlich werden können.

- Aus diesem Grund bekommt der Patient nach der Transplantation spezielle Medikamente, sogenannte Immunsuppressiva, die die Immunreaktion des Körpers selektiv unterdrücken, sodass eine Abstoßreaktion umgangen werden kann, aber gleichzeitig das Immunsystem noch in der Lage ist, Infekte zu bekämpfen.

- Die meist verschriebenen Immunsuppressiva sind Prednisolon, Cyclosporin, Azathioprin, Mycophenolat-Mofetil (MMF), Tacrolimus und Sirolimus.

Wie lange muss der Patient die Immunsuppressiva nach der Nierentransplantation einnehmen?

Um eine Abstoßreaktion der Nieren zu verhindern, müssen die Immunsuppressiva lebenslänglich eingenommen werden. Im Normalfall werden zu Beginn mehrere verschiedene Immunsuppressiva gegeben, jedoch reduzieren sich die Anzahl der Medikamente sowie ihre Dosis über die Zeit.

> **Nach der Nierentransplantation ist eine lebenslange medikamentöse Behandlung notwendig, um einer Abstoßreaktion vorzubeugen.**

Muss der Empfänger des Transplantats nach der Operation noch andere Medikamente einnehmen?

Ja. Nach der Nierentransplantation werden neben den Immunsuppressiva meistens auch blutdrucksenkende Medikamente, Diuretika, Kalzium, Vitamine sowie Medikamente zur Vorbeugung von Infektionen und zum Magenschutz gegeben.

Welche Nebenwirkungen bringen die Immunsuppressiva oft mit sich?

Im Folgenden sind die häufigsten Nebenwirkungen der Immunsuppressiva zusammengefasst.

Medikament	Nebenwirkung
Prednisolon	Gewichtszunahme, Bluthochdruck, Reizungen des magens, gesteigerter Appetit, erhöhtes Risiko für Diabetes, Osteoporose, Katarakt
Cyclosporin	Bluthochdruck, leichter Tremor, exzessiver Haarwuchs, Zahnfleischschwellungen, erhöhtes Diabetesrisiko, Nierenschäden
Azathioprin	Veränderungen des Blutbildes (Knochenmarksuppression), erhöhtes Infektionsrisiko
Mycophenolat -Mofetil (MMF)	Bauchschmerzen, Übelkeit, Erbrechen, Durchfall
Tacrolimus	Bluthochdruck, Diabetes, Tremor, Kopfschmerzen, Nierenschäden
Sirolimus	Bluthochdruck, Verringerung der Anzahl der Blutzellen, Durchfall, Akne, Gelenkschmerzen, erhöhte Blutfettwerte

Kommt es zu einem Versagen der transplantierten Niere, muss die Dialysebehandlung wieder aufgenommen werden oder eine erneute Transplantation erfolgen.

Was passiert, wenn es nach der Transplantation zu einem Nierenversagen kommt?

Wenn die transplantierte Niere versagt, bleiben nur zwei Behandlungsmöglichkeiten: eine erneute Transplantation oder die Dialyse.

b.) Vorsichtsmaßnahmen, die nach einer Nierentransplantation beachtet werden müssen, um die Gesundheit der Spendernieren zu erhalten und Infektionen zu vermeiden

Verläuft die Nierentransplantation erfolgreich, verhilft sie den Patienten zu einem normalen, gesunden und unabhängigen Leben. Zum Schutz der Transplantatniere sowie zur Vorbeugung von Infektionen sind jedoch ein disziplinierter Lebensstil sowie das Befolgen einiger Vorsichtsmaßnahmen notwendig.

Allgemeine Maßnahmen, die dazu beitragen die Transplantatniere zu schützen

- Nehmen Sie Ihre Medikamente immer regelmäßig ein und verändern Sie die Dosis nicht eigenmächtig. Vergessen Sie niemals, dass eine unregelmäßige oder modifizierte Einnahme der Medikamente bzw. das Absetzen dieser die häufigsten Gründe einer Transplantatabstoßung sind.

- Führen Sie immer eine Liste mit den Medikamenten, die Sie benötigen, mit sich. Außerdem ist es wichtig, dass Sie immer ausreichend Medikamente zu Hause haben. Des Weiteren sollten Sie keine frei verkäuflichen und pflanzlichen Arzneien kaufen.

- Messen Sie Ihren Blutdruck, Ihr Gewicht und Ihren Blutzucker (wenn vom Arzt angeordnet) regelmäßig und dokumentieren Sie die Messwerte. Beobachten Sie auch Ihr Urinvolumen.

- Nehmen Sie regelmäßig ärztliche Untersuchungen wahr und lassen Sie die empfohlenen Labortests durchführen.

Nach der Transplantation wirken sich Eigenschaften wie Regelmäßigkeit, das Befolgen von Vorsichtsmaßnahmen und Wachsamkeit positiv aus.

- Lassen Sie regelmäßig Ihr Blut untersuchen.

- Wenn Sie in Notfällen einen Arzt aufsuchen, der Ihre Krankenvorgeschichte nicht kennt, vergessen Sie nicht, Ihn darüber zu informieren, dass sie transplantiert worden sind und welche Medikamente Sie einnehmen.

- Die Ernährungseinschränkungen sind nach einer Transplantation nicht mehr so streng wie zuvor. Dennoch sollte auf eine ausgewogene Ernährung mit einer ausreichenden Kalorien- und Eiweißaufnahme geachtet werden. Auch sollte man zu regelmäßigen Zeiten essen. Um eine Gewichtszunahme zu verhindern, sollte auf salz-, zucker- und fettreiche Speisen jedoch weitestgehend verzichtet werden. Dafür sollte sehr ballaststoffreich gegessen werden.

- Trinken Sie mehr als 3 Liter Wasser pro Tag.

- Bewegen Sie sich regelmäßig und achten Sie auf ihr Gewicht. Schwere körperliche Belastungen und Kontaktsportarten wie Fußball oder Boxen sollten vermieden werden.

- Nach Rücksprache mit Ihrem Arzt, können Sie zwei Monaten nach der Transplantation wieder ihr gewohntes Sexualleben aufnehmen.

- Vermeiden Sie das Rauchen und trinken Sie keinen Alkohol.

Vorsichtsmaßnahmen zur Vorbeugung von Infektionen

- Meiden Sie große Menschenmengen, wie überfüllte Kinos, Einkaufszentren, öffentliche Verkehrsmittel, und Menschen, die krank sind.

- In den ersten drei Monaten nach der Transplantation ist es empfehlenswert einen Mundschutz zu tragen, wenn man in der Öffentlichkeit unterwegs ist.

Nach einer Nierentransplantation ist die Vorbeugung von Infektionen wichtig.

- Waschen Sie Ihre Hände immer mit Wasser und Seife bevor Sie essen, Ihre Medikamente einnehmen oder nachdem sie auf der Toilette waren.

- Trinken Sie nur gefiltertes bzw. abgekochtes Wasser.

- Essen Sie vor allem frische, selbst zubereitete Mahlzeiten. Vermeiden Sie es in Restaurants zu essen oder ungekochte Lebensmittel zu sich zu nehmen. In den ersten drei Monaten nach der Transplantation sollten auch rohes Gemüse und Obst gemieden werden.

- Achten Sie auf Sauberkeit in Ihrer Wohnung bzw. Ihrem Haus.

- Pflegen Sie Ihre Zähne sorgfältig und putzen Sie diese zweimal täglich.

- Achten Sie auf kleinste Schnitte, Hautabschürfungen oder Kratzer. Selbst solche kleinen Verletzungen sollten sofort gereinigt und mit sterilem Verbandszeug verbunden werden.

Suchen Sie einen Arzt auf bzw. rufen Sie einen an, wenn:

- Sie Fieber über 37,5°C haben bzw. grippeähnliche Symptome wie Schüttelfrost, Gliederschmerzen oder anhaltende Kopfschmerzen auftreten.

- Schmerzen oder Rötungen im Bereich der transplantierten Niere auftreten.

- die Urinmenge deutlich reduziert ist, Wassereinlagerungen zu starken Schwellungen führen oder es zu einer rapiden Gewichtszunahme von mehr als 1 kg pro Tag kommt.

- blutiger Urin oder ein Brennen beim Wasserlassen auftritt.

- Husten, Atemnot, Erbrechen und Durchfall auftreten.

- sich neue oder unbekannte Symptome entwickeln.

> **Kontaktieren Sie sofort einen Arzt, wenn neue oder ungewöhnliche Komplikationen nach der Transplantation auftreten. Es muss umgehend eine Behandlung erfolgen, um die Transplantatniere zu schützen.**

Warum können nur einige wenige Patienten mit einem Nierenversagen eine neue Niere bekommen?

Bei einer Nierentransplantation handelt es sich um die beste und effektivste Behandlungsmethode für Patienten, die das Endstadium der chronischen Nierenkrankheit erreicht haben. Aus diesem Grund warten sehr viele Patienten auf eine Spenderniere. Im Folgenden werden drei Gründe kurz vorgestellt, die das Umsetzen von Nierentransplantationen begrenzen.

1. Die mangelnde Verfügbarkeit: Nur einige von sehr vielen Menschen haben das Glück, einen passenden Nierenspender (Lebendspende oder postmortale Spende) zu finden. Die Verfügbarkeit von Lebendspenden sowie die lange Warteliste für postmortale Organspenden sind die größten Probleme, die die Realisierung von Nierentransplantationen beschränken.

2. Die Kosten: Die Kosten für eine Organtransplantation sowie die darauffolgende lebenslängliche Medikamentation sind sehr hoch. In den Entwicklungsländern ist dieser Umstand für die meisten Betroffenen die größte Hürde.

3. Fehlende Einrichtungen: In vielen Entwicklungsländern stehen auch nicht ausreichend Einrichtungen zur Verfügung, in denen eine Nierentransplantation durchgeführt werden kann.

Die postmortale Nierenspende

Worum handelt es sich bei der postmortalen Nierenspende?

Man spricht von einer postmortalen Nierenspende, wenn die gesunde Niere eines hirntoten Spenders, in den Körper eines Nierenpatienten eingepflanzt wird. Eine postmortale Organspende kann nur durchgeführt werden, wenn die betroffene Person erst vor kurzem für Hirntod erklärt

---

Der Mangel an Nierenspender ist das größte Problem, welches vielen Menschen die Chance auf ein besseres Leben aufgrund der nicht durchführbaren Transplantation nimmt.

---

worden ist und die Person selbst zuvor den Wunsch geäußert hat, seine Organe zu spenden oder wenn die Angehörigen entscheiden, dass dies im Interesse des Verstorbenen wäre.

Warum wird das Verfahren einer postmortalen Nierenspende notwendig?

Sehr viele Patienten, die von der chronischen Niereninsuffizienz betroffen sind, warten lange Zeit auf eine Nierentransplantation aufgrund der mangelhaften Verfügbarkeit von Lebendspendern und müssen, um die Zeit zu überbrücken, eine Dialysebehandlung beginnen. Als einzige Hoffnung bleibt diesen Menschen eine postmortale Nierenspende. Wenn eine Person das Leben anderer Menschen nach seinem Tod mit der Spende seiner Organe retten kann, ist das der ehrwürdigste und nobelste Dienst an die Menschheit. Des Weiteren trägt das Verfahren der postmortalen Nierenspende dazu bei, den illegalen Organhandel einzuschränken.

Wie wird der sogenannte „Hirntod" definiert?

In der Regel wird unter dem Begriff „Tod" das irreversible und dauerhafte Aussetzten des Herzschlags und der Atmung verstanden. Bei einem Hirntod kommt es zum vollständigen und irreversiblen Verlust aller Hirnfunktionen, die schlussendlich zum Tod führen. Die Diagnose wird von Ärzten bei den Patienten gestellt, wenn sie noch an den Beatmungsmaschinen angeschlossen sind.

Diagnosekriterien für einen Hirntod:

1. Der Patient muss im Koma liegen, wobei die Ursache dieses Zustandes (z.B. ein Schädelhirntrauma oder eine Hirnblutung) fest untermauert werden muss durch die Anamneseerhebung, klinische Untersuchungen, Labortests und bildgebende Verfahren des Gehirns.

> **Der Schaden, der bei einem Hirntod vorliegt, kann mit keinem Medikament bzw. keiner Operation rückgängig gemacht werden.**

Bestimmte Medikamente (z.B. Beruhigungsmittel, Antiepileptika, Muskelrelaxanzien, Antidepressiva, Schlafmittel, Narkotika) können aufgrund metabolischer oder hormoneller Veränderungen auch zu einer Bewusstlosigkeit führen, die mit einem Hirntod verwechselt werden kann. Aus diesem Grund müssen diese Ursachen alle sicher ausgeschlossen werden können, bevor die Diagnose „Hirntod" gestellt werden kann. Ärzte müssen zu niedrigen Blutdruck, eine zu niedrige Körpertemperatur sowie eine zu geringe Sauerstoffversorgung des Körpers behandeln, bevor sie die Diagnose stellen dürfen.

2. Trotz einer entsprechenden Behandlung unter der Aufsicht von Ärzten über einen angemessenen Zeitraum bleibt der Patient in einem anhaltend tiefen Koma.

3. Die Atmung, der Blutdruck sowie die Durchblutung können nur durch Maschinen von außen aufrechterhalten werden.

Was liegt der Unterschied zwischen Hirntod und Bewusstlosigkeit?

Bewusstlose Patienten können, müssen aber nicht zwangsläufig auf eine Beatmung angewiesen sein. Außerdem erholt sich diese Personengruppe nach einer sachgemäßen Behandlung wieder. Anders verhält es sich bei den hirntoten Patienten. Ihre Schädigung ist so schwerwiegend, dass ihnen auch keine entsprechende Therapie oder Operation mehr helfen kann. Sobald bei diesen Patienten die Maschinen ausgeschalten werden, kommt ihre Atmung zum Stehen und ihr hört Herz auf zu schlagen. Hierbei darf nicht außer Acht gelassen werden, dass rechtlich gesehen, der Patient in diesem Moment bereits tot ist, und das Abstellen der Maschinen nicht die Ursache für den Tod des Patienten darstellt.

> **Bei hirntoten Patienten werden die Atmung sowie die Durchblutung künstlich durch Maschinen aufrechterhalten.**

Kann jeder seine Nieren nach dem Tod spenden?

Nein. Ähnlich wie bei der Transplantation von Bestandteilen des Auges ist eine Nierenspende nach dem Tod nicht mehr möglich. Wenn es zum Tod kommt, hört das Herz auf zu schlagen. Gleichzeitig stoppt die Blutversorgung der Nieren. Dies führt zu unwiderruflichen Schäden an den Nieren, sodass sie für eine Transplantation nicht mehr verwendbar sind.

Was sind die häufigsten Ursachen eines Hirntodes?

Die häufigsten Ursachen für einen Hirntod sind Kopfverletzungen, die durch einen Unfall verursacht wurden, Hirnblutungen, Hirninfarkt oder ein Gehirntumor.

Wer darf einen Hirntod diagnostizieren bzw. wann und wie wird dieser festgestellt?

Bei einem tief komatösen Patient, der an der Beatmung und andere lebensunterstützende Maschinen über einen entsprechenden Zeitraum angeschlossen ist und bei dem keine Fortschritte bei einer erneuten klinischen und neurologischen Untersuchung festzustellen sind, wird die Möglichkeit eines eventuellen Hirntods in Betracht gezogen.

Die Diagnose des Hirntods wird von einem Team von Ärzten gestellt, das aus dem behandelnden Arzt des Patienten, einem Neurologen, einem Neurochirurg usw. besteht. Alle Ärzte müssen infolge ihrer Untersuchung unabhängig voneinander einen Hirntod feststellen.

Letztendlich kann die Diagnose „Hirntod" nur erfolgen, wenn eine gründliche klinische Untersuchung, verschiedene Labortests und weitere Untersuchungsmethoden durchgeführt und spezielle EKGs für das Gehirn geschrieben worden sind. Alle diese Untersuchungsmethoden müssen die die Möglichkeit einer Verbesserung des Hirnschadens ausschlossen haben, bevor ein Hirntod diagnostiziert werden darf.

> **Ein verstorbener Spender rettet die Leben zweier Nierenpatienten, wenn er/sie beide Nieren spendet.**

Welche Kontraindikationen gibt es für die Nierenspende eines hirntoten Patienten?

Unter den folgenden Bedingungen können die Nieren eines hirntoten Spenders nicht für eine Transplantation verwendet werden:

1. Der Patient hatte einen akuten Infekt.

2. Der Patient hatte HIV oder Hepatitis B.

3. Der Patient litt an langjährigem Bluthochdruck, Diabetes mellitus, einer chronischen Niereninsuffizienz bzw. einem Nierenversagen.

4. Der Patient hatte einen Tumor (Eine Ausnahme bilden Hirntumore.).

5. Der Patient ist jünger als 10 bzw. älter als 70 Jahre.

Welche anderen Organe kann ein hirntoter Patient spenden?

Diese Spender können bereits mit ihren Nieren zwei Leben retten. Des Weiteren können sie auch das Herz, die Leber, Haut, die Bauchspeicheldrüse, Teile der Augen etc. spenden.

Von welchen Ärzten wird eine postmortale Organspende sowie letztendlich die Transplantation begleitet?

Bei einer postmortalen Nierentransplantation ist die Teamarbeit der Ärzte gefragt. Dieses Team umfasst:

- Die Verwandten des verstorbenen Spenders, um die Zustimmung rechtlich absichern zu können.

- den behandelnden Arzt des Patienten

- Einen Transplantationskoordinator, der das Vorgehen der Familie erklärt und ihnen bei Fragen hilft.

- Einen Neurologen, der den Hirntod diagnostiziert.

- Einen Nephrologen, einen Urologen und ihr jeweiliges Team, was letztendlich die Transplantation durchführt.

Nach der Nierentransplantation kann der Patient wieder ein weitgehend normales Leben führen.

Wie wird eine postmortale Nierentransplantation durchgeführt?

Wichtige Aspekte der postmortalen Nierentransplantation sind:

- Eine sehr gründliche Untersuchung für die Diagnose des Hirntods ist obligatorisch.

- Notwendige Untersuchungen müssen ergeben, dass beide Nieren des Spenders gesund sind, ebenso wie alle möglichen systematischen Krankheitsbilder bei dem Spender ausgeschlossen werden müssen.

- Die Einwilligung der Angehörigen des Spenders.

- Der Spender muss solange an die Beatmung und andere lebenserhaltende Maschinen angeschlossen bleiben, bis beide Nieren aus seinem/ihren Körper entfernt worden sind.

- Nach der Entnahme der Nieren, werden sie mit einer speziellen Flüssigkeit gereinigt und mit Eis gekühlt.

- Ein Spender kann beiden Nieren spenden, sodass zwei Empfängern mit der Spende geholfen werden kann.

- Die Auswahl eines passenden Empfängers von der Warteliste erfolgt aufgrund der Blutgruppenverträglichkeit und der HLA-Typisierung.

- Da eine schnelle Transplantation viele Vorteile mit sich bringt, wird die Nierentransplantation umgehend bei beiden Empfängern durchgeführt.

- Die Operationsmethode der Nierentransplantation bei den Empfängern ist immer gleich, unabhängig davon, ob die Niere eine Lebend- oder postmortale Spende war.

- Die Konservierung der Nieren vor der Transplantation können dem Organ Schäden zuführen aufgrund der mangelhaften

---

Die Organspende stellt eine altruistische Handlung dar.

Sauerstoffversorgung, da sie nicht mehr von Blut durchflossen werden und aufgrund der Lagerungsbedingungen Kälte ausgesetzt werden. Infolgedessen kann es passieren, dass das postmortale Nierentransplantat nach der Verpflanzung in den Körper des Empfängers nicht sofort funktioniert. In solchen Fällen wird dann noch einmal eine kurzzeitige Dialysebehandlung notwendig.

Erhalten die Familien des verstorbenen Spenders Geld infolge der Organspende?

Nein. Die Familie des verstorbenen Spenders erhält kein Geld, ebenso wenig wie die Empfänger eines Transplantats niemanden für die erhaltene Niere bezahlen müssen. Die Nierenspende stellt auch nach dem Tod ein großes Geschenk dar, das jemanden das Leben rettet. Solch eine Geste, die sich durch ihren humanitären Charakter auszeichnet, erfüllt den Spender mit Glück und Zufriedenheit. Das Wissen, das man jemanden das Leben gerettet hat, sowie die daraus resultierende Freude, ist unbezahlbar.

In welchen indischen Krankenhäusern werden postmortale Nierentransplantationen durchgeführt?

Nur staatliche und von der Zentralregierung anerkannte Krankenhäuser haben das recht solche Organtransplantationen durchzuführen.

Kapitel 15
Nierenerkrankung bei Diabetes

Weltweit steigt die Anzahl der Menschen, die an Diabetes mellitus erkrankt sind. Mit dieser Entwicklung nimmt jedoch auch die Anzahl der Patienten, die von einer diabetischen Nephropathie betroffen sind, zu. Bei diesem Krankheitsbild handelt es sich um eine Folgeerkrankung, die sich im Rahmen eines Diabetes mellitus entwickeln kann.

Was passiert bei der diabetischen Nephropathie?

Durch einen langfristig erhöhten Blutzucker werden kleinste Blutgefäße in den Nieren durch beschädigt. Dieser Defekt führt dazu, dass es zu Eiweißverlusten kommt, welche dann über den Urin ausgeschieden werden. Außerdem verursacht diese Schädigung Bluthochdruck, Wassereinlagerungen (Ödeme) und es treten Symptome auf, die auf eine stufenweise fortschreitende Abnahme der Nierenfunktion hinweisen. Letztendlich führt diese Entwicklung zu einem Nierenversagen, dem Endstadium der Nierenkrankheit. Die diabetische Nephropathie wird umgangssprachlich auch als diabetische Nierenerkrankung bezeichnet.

Warum ist es wichtig, über das Risiko einer Diabetischen Nephropathie aufgeklärt zu sein?

- Die Inzidenz der Diabeteserkrankten nimmt in Indien und weltweit rasant zu. Indien entwickelt sich zusehends zu dem Lang mit den meisten Diabetespatienten.

- Die diabetische Nephropathie ist die Hauptursache für die chronische Niereninsuffizienz.

- Bei 40-45% der neu diagnostizierten Patienten mit einem

> **Diabetes mellitus ist die häufigste Ursache einer chronischen Niereninsuffizienz.**

Nierenversagen, war der Diabetes mellitus die Ursache für die Nierenerkrankung.

- Die Behandlungskosten der Patienten, die sich im Endstadium der chronischen Nierenkrankheit befindet, sind enorm.

- Erfolgt die Diagnose und Behandlung frühzeitig, kann eine diabetische Nephropathie verhindert werden. Aber auch bei Diabetikern, bei denen bereits eine diabetische Nierenkrankheit diagnostiziert worden ist, kann eine sorgfältige Behandlung die Notwendigkeit einer Dialysebehandlung bzw. einer Transplantation noch lange hinauszögern.

- Das Risiko an kardiovaskulären Erkrankungen zu sterben, ist bei der diabetischen Nephropathie erhöht.

- Aus diesem Grund ist eine frühzeitige Diagnose der diabetischen Nephropathie sehr wichtig.

Wie viele Diabetiker entwickeln eine diabetische Nephropathie?

Beim Diabetes mellitus wird grundsätzlich zwischen zwei Formen unterschieden, wobei jeder Typ der sogenannten Zuckerkrankheit mit unterschiedlichen Risiken für eine diabetische Nephropathie assoziiert wird.

Typ 1 Diabetes (insulinabhängiger Diabetes): Der Typ 1 Diabetes tritt in der Regel bei Kindern auf. Zur Behandlung dieser Stoffwechselerkrankung ist Insulin notwendig. Etwa 30-35% der Typ 1 Diabetiker entwickeln eine diabetische Nephropathie.

Typ 2 Diabetes (nicht primär insulinabhängiger Diabetes): Meistens sind Erwachsene vom Typ 2 Diabetes betroffen. In den meisten Fällen ist keine Insulingabe zur Behandlung notwendig. Zwischen 10-40% der Typ 2 Diabetiker entwickeln eine diabetische Nephropathie.

Bei einem von drei dialysepflichtigen Patienten gilt Diabetes als Ursache des Nierenversagens.

Diese Form des Diabetes mellitus ist die Hauptursache der chronischen Niereninsuffizienz und ist statistisch gesehen für mehr als eine von 3 Neuerkrankungen verantwortlich.

Welche Diabetiker haben ein erhöhtes Risiko an der diabetischen Nephropathie zu erkranken?

Man kann nicht vorhersagen, welche Diabetiker eine diabetische Nephropathie entwickeln werden. Es gibt lediglich bestimmte Risikofaktoren, die eine Entwicklung der Erkrankung begünstigen können. Dazu zählen:

- Die Entwicklung eines Typ 1 Diabetes, bevor Betroffene das 20. Lebensjahr erreicht haben.

- Ein schlecht eingestellter Diabetes (erhöhte HbA1c-Werte).

- Ein schlecht eingestellter Bluthochdruck.

- Wenn in der Familie bereits Fälle von Diabetes und chronischer Niereninsuffizienz aufgetreten sind.

- Wenn aufgrund des Diabetes bereits Probleme in der Sehfähigkeit (diabetische Retinopathie) oder Nervenschädigungen (diabetische Neuropathie) aufgetreten sind.

- Der Nachweis von Eiweißen im Urin und erhöhte Blutfettwerte.

- Übergewicht

- Rauchen

Wann entwickelt sich eine diabetische Nephropathie bei den Diabetespatienten?

Die diabetische Nephropathie entwickelt sich über viele Jahre hinweg, sodass sie selten in den ersten 10 Jahren einer Diabeteserkrankung

> **Hinweise, die auf gesundheitsschädliche Auswirkungen auf die Nieren aufgrund des Diabetes deuten, sind Bluthochdruck, Wassereinlagerungen und im Urin nachgewiesene Eiweiße.**

auftritt. In der Regel manifestieren sich die Symptome einer diabetischen Nephropathie etwa 15-20 Jahre nachdem ein Typ 1 Diabetes diagnostiziert worden ist. Wenn ein Diabetiker nach 25 Jahren immer noch keine Anzeichen dieser Krankheit entwickelt hat, reduziert sich das Risiko jemals eine diabetische Nephropathie zu entwickeln.

Wann sollte eine diabetische Nephropathie bei einem Diabetiker vermutet werden?

Folgende Hinweise lassen eine diabetische Nephropathie vermuten:

- Schaumiger Urin oder im Harn nachgewiesene Eiweiße (insbesondere Albumin), was vor allem in den Anfangsphasen einer chronischen

- Die Entwicklung eines Bluthochdrucks bzw. eine Verschlechterung des bestehenden Bluthochdrucks

- Wassereinlagerungen (Ödeme) treten an den Knöcheln, Füßen und im Gesicht auf. Außerdem kommt es zu einem reduzierten Urinvolumen und einer Gewichtszunahme, die auf die Ansammlung von Wasser im Körper zurückzuführen ist.

- Die Dosis der Insulingabe bzw. andere Diabetesmedikamente reduziert sich.

- In der Vergangenheit kam es immer wieder zu einer sogenannten Hypoglykämie, d.h., dass wiederholt zu niedrige Zuckerspiegel gemessen wurden. In solchen Fällen muss die bisherige Medikamentendosis unbedingt den Bedürfnissen des Patienten angepasst werden.

- Wenn der Blutzuckerspiegel ohne Medikamente kontrolliert werden kann, sind viele Patienten stolz und sehr glücklich, weil sie annehmen, sie seien von Diabetes geheilt. Unglücklicherweise deutet dies jedoch auf eine verschlechterte Nierenfunktion hin.

Man darf nicht vergessen, dass ein ständig sinkender Blutzuckerwert sowie eine stetige Reduzierung der Diabetesmedikamente, Anzeichen für eine diabetische Nephropathie sein können.

- In den späteren Stadien entwickeln sich deutlich Symptome, die typische Anzeichen für eine chronische Niereninsuffizienz sind. Dazu zählt beispielsweise Schwäche, Müdigkeit, Appetitlosigkeit, Übelkeit, Erbrechen, Juckreiz, Blässe und Atemnot.

- Bei einer Blutuntersuchung fallen erhöhte Kreatinin- und Harnstoffwerte auf.

Wie kann die diabetische Nephropathie diagnostiziert werden und welcher Test ist für die Früherkennung am besten geeignet?

Um die Diagnose einer diabetischen Nephropathie stellen zu können, nutzt man den Urintest, für den Eiweißnachweis und man fertigt ein Blutbild an, das Auskunft über den Kreatininwert gibt und worüber die glomeruläre Filtrationsrate (eGFR) berechnet werden kann. Für eine frühzeitige Diagnosestellung eignet sich am besten spezielle Urinstreifen, mit denen eine Mikroalbuminurie nachgewiesen werden kann. Eine weitere nützliche Untersuchungsmethode bieten die Standarturinstreifen, mit welchen eine Makroalbuminurie festgestellt werden kann. Der über das entnommene Blut ermittelte Kreatininwert gibt Auskunft über die Funktionsfähigkeit der Nieren. In der Regel kommt es in einem späteren Stadium der diabetischen Nephropathie zu einem Anstieg des Serum-Kreatinins, nachdem sich bereits eine Makroalbuminurie entwickelt hat.

Was versteht man unter einer Mikroalbuminurie bzw. einer Makroalbuminurie?

Eine Albuminurie beschreibt die Anwesenheit von Albumin (eine Form der Eiweiße) im Urin. Spricht man von einer Mikroalbuminurie, bedeutet dies, dass die Albuminausscheidung im Urin zwischen 30-300 mg pro Tag beträgt. Eine Mikroalbuminurie kann nicht mit den gebräuchlichen

> **Für die Diagnostik der diabetischen Nephropathie sind der Urintest sowie eine Blutentnahme zur Ermittlung des Kreatininwertes entscheidend.**

Urinteststreifen nachgewiesen werden, sodass spezielle Testverfahren notwendig werden. Eine Makroalbuminurie wird diagnostiziert, wenn mehr als 300 mg Albumin am Tag über den Urin ausgeschieden werden. In diesem Fall können also große Mengen Eiweiß im Harn nachgewiesen werden, sodass für die Diagnosestellung ein herkömmlicher Urintest ausreicht.

Warum ist der Mikroalbuminurie-Test, die bevorzugte Untersuchungsmethode zur Diagnosestellung einer diabetischen Nephropathie?

Aufgrund der Tatsache, dass der speziell für die Mikroalbuminurie entwickelte Urintest die diabetische Nephropathie am frühsten nachweisen kann, eignet sich diese Methode am besten. Der wichtigste Vorteil einer solch frühzeitigen Diagnosestellung ist, dass der Erkrankung im Anfangsstadium noch vorgebeugt bzw. sie noch rückgängig gemacht werden kann, wenn eine sorgfältige Behandlung erfolgt.

Mit den speziellen Mikroalbuminurie-Teststreifen kann eine diabetische Nephropathie fünf Jahre früher, als mit den gewöhnlichen Urinteststreifen festgestellt werden. Somit erfolgt die Diagnosestellung auch viele Jahre bevor die Nierenerkrankung gefährlich genug wird und erhöhte Serum-Kreatininwerte verursacht. Neben dem erhöhten Risiko für eine chronische Niereninsuffizienz, steigt im Rahmen einer Mikroalbuminurie auch die Gefahr, dass die Diabetespatienten zusätzlich noch Herz-Kreislauf-Erkrankungen entwickeln.

Zusammenfassend kann man also sagen, dass die frühzeitige Diagnose der Mikroalbuminurie den Patienten davor bewahrt eine weitere gefürchtete Krankheit zu entwickeln, und den Ärzten die Gelegenheit gibt rechtzeitig mit einer sorgfältigen Behandlung zu beginnen.

Mithilfe von Mikroalbumin-Tests kann eine diabetische Nephropathie frühzeitig diagnostiziert werden.

Wann und wie oft sollte der Mikroalbuminurie-test bei Diabetikern durchgeführt werden?

Bei den Typ 1 Diabetikern, sollte fünf Jahre nach der Diagnosestellung des Diabetes mellitus erstmalig ein solcher Urintest durchgeführt werden und danach einmal pro Jahr wiederholt werden. Im Gegensatz dazu, sollte bei den Patienten mit Typ 2 Diabetes der spezielle Mikroalbuminurie-Test ab dem Zeitpunkt der Diagnosestellung jährlich Anwendung finden.

Wie testet man den Urin auf eine Mikroalbuminurie?

Wie bereits erwähnt, kann eine Mikroalbuminurie, bei der nur winzige Mengen Eiweiß im Urin ausgeschieden werden, nicht mit den normalen Urinteststreifen nachgewiesen werden.

Bei einer Routineuntersuchung hinsichtlich der diabetischen Nephropathie wird der Spontanurin zunächst mit den gebräuchlichen Urinteststreifen untersucht. Kann mit diesem Testverfahren kein Eiweiß im Harn nachgewiesen werden, wird die Probe noch einmal zusätzlich mit speziellen Mikroalbuminurie-teststreifen untersucht. Können jedoch Eiweiße schon mit den herkömmlichen Urinteststreifen nachgewiesen werden, ist keine Untersuchung hinsichtlich einer Mikroalbuminurie mehr nötig. Um die Diagnose einer Mikroalbuminurie sicherstellen zu können, müssen zwei von drei Tests positiv in einem Zeitraum von 3-6 Monate ausgefallen sein und ein Harnwegsinfekt muss ausgeschlossen werden.

Drei gebräuchliche Methoden, die zum Nachweis einer Mikroalbuminurie genutzt werden, sind:

Untersuchung des Spontanurins: Dieser Test wird mithilfe von speziell für die Mikroalbuminurie entwickelten Teststreifen durchgeführt. Hierbei handelt es sich um ein einfaches und kostengünstiges

---

Ein jährlich durchgeführter Urintest hinsichtlich einer möglichen Mikroalbuminurie ist die beste Strategie eine diabetische Nephropathie frühzeitig zu erkennen.

Untersuchungsverfahren, welches in der Arztpraxis Anwendung findet. Nachteilig ist jedoch die nicht sehr hohe Genauigkeit zu bewerten. Wenn mithilfe des Teststreifens eine Mikroalbuminurie positiv ermittelt worden ist, sollte auch der Albumin-Kreatinin-Quotient berechnet werden zur Absicherung der Diagnose.

Albumin-Kreatinin-Quotient: Bei der Berechnung des Verhältnisses von Albumin und Kreatinin handelt es sich um eine sehr akkurate und zuverlässige Methode, die zur Diagnosestellung der Mikroalbuminurie angewendet wird. Der Albumin-Kreatinin-Quotient schätzt die schätzt die Albuminausscheidung in einem 24-Stunden-Sammelurin. Liegt der ermittelte Quotient am Morgen zwischen 30-300 mg/g, geht man von einer Mikroalbuminurie aus. Bei Gesunden liegt der Albumin-Kreatinin-Quotient unter 30 mg/g.

24-Stunden-Sammelurin: Kann bei einem 24-Stunden-Sammelurin insgesamt eine Albuminkonzentration von 30-300 mg nachgewiesen werden, ist dies ein Hinweis auf eine bestehende Mikroalbuminurie. Obwohl es sich hierbei um das Standartverfahren zur Diagnosestellung einer Mikroalbuminurie handelt, ist diese Methode sehr umständlich und nicht immer sehr akkurat.

Wie tragen die gewöhnlichen Urinteststreifen zur Diagnosestellung einer diabetischen Nephropathie bei?

Am häufigsten werden zunächst ganz gewöhnliche Urinteststreifen genutzt, um Eiweiße im Urin nachzuweisen. Bei den Diabetikern stellt dieses Verfahren eine schnelle und einfache Methode für die Feststellung einer Makroalbuminurie dar. Bei einer Makroalbuminurie werden mehr als 300 mg Albumin an einem Tag ausgeschieden. Die Diagnose einer Makroalbuminurie deutet daraufhin, dass das Stadium 4 der diabetischen

---

In den Entwicklungsländern sind die gebräuchlichen Urinteststreifen die am ehesten realisierbare Methode, mit der eine Makroalbuminurie festgestellt werden kann.

Nephropathie bereits erreicht ist. Im Krankheitsverlauf der diabetischen Nephropathie folgt die Makroalbuminurie also der Mikroalbuminurie, die im Rahmen des Stadiums 3, das auch als Anfangsstadium der diabetischen Nephropathie bezeichnet wird, auftritt. In der Regel folgen der Makroalbuminurie dann weitere schwere Nierenschäden, wie z.B. das Nephrotische Syndrom, ebenso wie ein Anstieg des Kreatininwertes zu beobachten ist, was auf eine chronische Niereninsuffizienz zurückzuführen ist.

Demnach ist es am besten, wenn eine Mikroalbuminurie bereits frühzeitig festgestellt wird, umso die Diagnose einer diabetischen Nephropathie stellen zu können. Der Nachweis einer Makroalbuminurie mithilfe von Urinteststreifen markiert bereits das darauffolgende Stadium der diabetischen Nierenerkrankung.

In Entwicklungsländern wird ein Mikroalbuminurie-Test aufgrund seiner Kosten und dem Fakt, dass er einfach nicht verfügbar ist, nur sehr selten bei Diabetes-Patienten angewandt. Unter solchen Umständen, bieten die gewöhnlichen Urinteststreifen die beste Methode wenigstens eine Makroalbuminurie und somit eine diabetische Nephropathie festzustellen.

Zusammenfassend lässt sich sagen, dass die gewöhnlichen Urinteststreifen eine einfache, kostengünstige und in jedem Krankenhaus verfügbare Methode darstellen, die Hinweise auf eine diabetische Nephropathie liefern können. Auch in diesem Stadium ist eine sorgfältige Behandlung noch Erfolg versprechend, denn sie hilft den Patienten die Dialysepflicht bzw. eine Nierentransplantation hinauszuzögern.

Wie wird eine diabetische Nephropathie diagnostiziert?

Die ideale Methode wäre eine jährliche Untersuchung des Diabetikers, bei der ein Urintest hinsichtlich einer Mikroalbuminurie durchgeführt

> **Albumin-Kreatinin-Quotient ist die zuverlässigste und spezifischen Test auf Mikroalbuminurie.**

wird, und eine Blutentnahme erfolgt, um den Kreatininwert ermitteln zu können (womit dann auch der eGFR-Wert berechnet werden kann).

Die praktische Methode findet vor allem in Entwicklungsländern bei Patienten Anwendung, die über nicht sehr viel Geld verfügen. Bei Diabetikern misst man dreimal monatlich den Blutdruck und führt eine Urinuntersuchung durch und einmal im Jahr wird auch der Kreatininwert über eine Blutentnahme ermittelt.

Wie kann ein Nierenversagen bei einer diabetischen Nephropathie verhindert werden?

Wichtige Maßnahmen, die dazu beitragen, dass eine diabetische Nephropathie verhindert werden kann, sind:

- Regelmäßige Kontrolluntersuchungen

- Ein gut kontrollierter Diabetes (HbA1c Werte sollten zwischen7-8 gehalten werden.)

- Der Blutdruck sollte nicht über 130/80 mmHg steigen. Ein frühzeitiger Einsatz von ACE-Inhibitoren oder Angiotensin-Rezeptor-Blocker helfen den Blutdruck wenn nötig zu senken.

- Die Zucker- und Salzaufnahme sollte eingeschränkt werden. Außerdem sollte auf eine eiweiß- und fettarme Ernährung geachtet werden.

- Mindestens einmal im Jahr sollte die Funktionsfähigkeit der Nieren mithilfe eines Urin- (Albumin) und Bluttests (Kreatinin, eGFR) bewertet werden.

- Weitere allgemeine Maßnahmen sind regelmäßige Bewegung, und das Beibehalten eines gesunden Gewichts. Des Weiteren sollte auf das Rauchen und einen übermäßigen Alkoholkonsum verzichtet

---

Die Blutdruckwerte sollten unter 130/80 mmHg gehalten werden, ebenso wie Bluthochdruckmedikamente (ACEHemmer,Angiotensin-Rezeptor-Blocker) bereits in einem frühen Stadium eingenommen werden sollten.

---

werden, ebenso wie Schmerzmittel nicht unüberlegt eingenommen werden sollten.

Die Behandlung der diabetischen Nephropathie

- Eine genaue Kontrolle des Diabetes muss gewährleistet werden können.

- Die sorgfältige Kontrolle des Blutdrucks ist die wichtigste Maßnahme zum Schutz der Nieren. Die Blutdruckmessung sollte regelmäßig erfolgen und die Werte sollten nicht über 130/80 mmHg steigen. Die Behandlung des Bluthochdrucks verlangsamt den krankheitsverlauf einer chronischen Niereninsuffizienz.

- ACE-Hemmer (ACE= Angiotensin-Converting.Enzym) sowie die Angiotensin-Rezeptor-Blocker sind Medikamente, die zur Behandlung von Bluthochdruck eingesetzt werden. Diese Arzneimittel wirken sich zusätzlich positiv auf Nierenpatienten aus, da sie das Fortschreiten der Nierenerkrankung verlangsamen. Um den größtmöglichen Vorteil aus dieser Medikamententherapie zu ziehen um die Nieren zu schützen, sollte die Behandlung mit diesen Medikamenten bereits in den frühen Stadien der diabetischen Nephropathie erfolgen, wenn eine Mikroalbuminurie bereits besteht.

- Um Wassereinlagerungen zu reduzieren, werden Diuretika (umgangssprachlich auch als Wassertabletten bekannt) verschrieben, die eine vermehrte Urinausscheidung verursachen. Gleichzeitig müssen die Patienten an eine reduzierte Salz-und Flüssigkeitsaufnahme halten.

- Patienten, die von einem Nierenversagen aufgrund der diabetischen Nephropathie betroffen sind, sind besonders anfällig für eine sogenannte Hypoglykämie (ein zu niedriger Blutzuckerspiegel). Aus

Bei fortgeschrittenem Nierenversagen wird Metformin üblicherweise vermieden.

diesem Grund muss die medikamentöse Behandlung des Diabetes modifiziert werden. Kurz wirksames Insulin wird bevorzugt zur Kontrolle des Diabetes gegeben. Im Gegensatz dazu sollte auf lang wirkende orale Antidiabetika verzichtet werden. Bei Patienten, deren Serum-Kreatininwert mehr als 1,5 mg/dl beträgt, sollte auch eine Behandlung mit Metformin nur sehr sorgsam durchgeführt werden.

- Wenn im Rahmen einer diabetischen Nephropathie erhöhte Kreatininwerte festgestellt werden, sollten alle Maßnahmen zur Behandlung einer chronischen Niereninsuffizienz befolgt werden (siehe Kapitel 12).

- Die Risikofaktoren für Herz-Kreislauf-Erkrankungen sollten stets im Auge behalten und wenn möglich beseitigt werden. Zu den Risikofaktoren zählen z.B. das Rauchen, erhöhte Blutfettwerte, ein erhöhter Blutzucker und Bluthochdruck.

Wenn es zu einem fortgeschrittenem Nierenversagen bei einer diabetischen Nephropathie kommt, wird der Patient dialysepflichtig oder ihm muss eine neue Niere transplantiert werden.

Wann sollte ein Patient, der von der diabetischen Nephropathie betroffen ist, einen Arzt aufsuchen?

Ein Patient mit einer diabetischen Nephropathie sollte umgehend einen Arzt aufsuchen, wenn:

- es zu einer schnellen, unerklärlichen Gewichtszunahme kommt, der Patient weniger Wasser lassen muss, Wassereinlagerungen zunehmen oder Atembeschwerden auftreten.

- Brustschmerzen auftreten oder sich ein bestehender Bluthochdruck drastisch verschlechtert bzw. sich die Herzfrequenz beschleunigt oder verlangsamt.

Eine sorgfältige Behandlung der Risikofaktoren für Herz-Kreislauf-Erkrankungen ist ein wesentlicher Bestandteil der Behandlung der diabetischen Nephropathie.

- Beschwerden, wie Schwäche, Blässe oder Appetitverlust auftreten und Patienten stark erbrechen.

- Hartnäckige Fieberattacken, Schüttelfrost, Schmerzen bzw. ein Brennen beim Wasserlassen auftreten oder aber der Urin übel riecht bzw. blutig ist.

- häufig Hypoglykämien (zu niedrige Blutzuckerspiegel) auftreten und sich die Dosis für die nötige Insulingabe oder andere Antidiabetika stätig verringert.

- Es zu Verwirrungszuständen kommt und Benommenheit oder Krämpfe auftreten.

Die autosomal-dominat vererbte Form der polyzystischen Nierenerkrankung gilt als die am häufigsten auftretende Erbkrankheit der Nieren, die durch das Wachstum zahlreicher Zysten in den Nieren gekennzeichnet ist. Die polyzystische Nierenerkrankung ist die vierthäufigste Ursache der chronischen Niereninsuffizienz. Im Rahmen der Polyzystischen Nierenerkrankung, kurz PKD, kann es auch zu einer Zystenbildung in anderen Organen, wie der Leber, der Milz, der Bauchspeicheldrüse, dem Darm, dem Gehirn und den Eierstöcken kommen.

Mit welcher Häufigkeit tritt die polyzystische Nierenerkrankung auf?

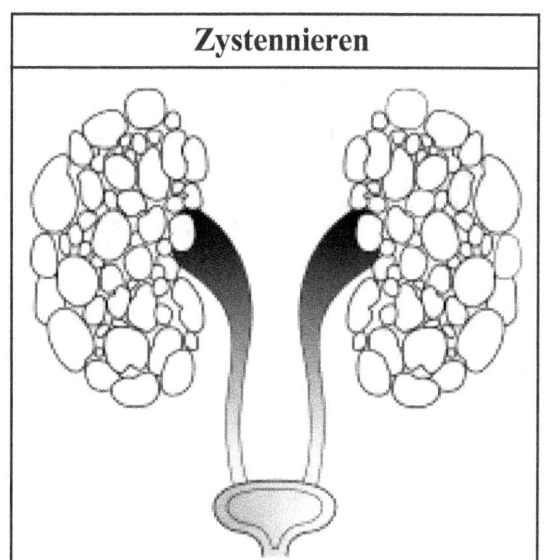

Weltweit ist eine von 1000 Personen von der polyzystischen Nierenerkrankung betroffen, wobei festzustellen ist, dass die autosomal-dominante Form der PKD bei Männern und Frauen aller ethnischen Gruppen gleichermaßen auftritt. Ungefähr 5% aller Patienten, bei denen eine chronischen Niereninsuffizienz diagnostiziert worden ist und die bereits dialysepflichtig sind bzw. auf eine Transplantation warten, sind auch von der polyzystischen Nierenerkrankung betroffen.

Inwiefern sind die Nieren von dieser Erkrankung betroffen?

- Bei der autosomal-dominat vererbten Form der PKD kommt es zur Bildung zahlreicher Zysten, kleine flüssigkeitsgefüllte Bläschen, in beiden Nieren.

- Die Größe der Zysten kann sehr unterschiedlich sein. Der Durchmesser einer Zyste variiert von stecknadelkopfgroß bis zu 10cm.

- Mit der Zeit vergrößern sich die Zysten, wodurch das gesunde Nierengewebe langsam einengt und letztendlich zerstört wird.

- Solche Gewebsschäden verursachen Bluthochdruck, Eiweißverluste sowie eine Reduzierung der Nierenleistung, was wiederum zu einem Nierenversagen führt.

- Über einen langen Zeitraum schreitet die chronische Niereninsuffizienz fort, bis das Endstadium, das Nierenversagen, erreicht ist, und die Patienten eine Dialysebehandlung oder Transplantation benötigen.

Symptome der polyzystischen Nierenerkrankung

Viele Betroffene leben einige Jahrzehnte mit einer PKD ohne, dass sie irgendwelche Probleme bemerken. Die meisten Patienten entwickeln die ersten Symptome zwischen dem 30.-40. Lebensjahr. Häufig auftretende Symptome sind:

- Bluthochdruck

- Schmerzen, die in den Rücken und die Flanken ausstrahlen, und ein geschwollener Bauch

- Bauchschmerzen und das Gefühl einen großen Klumpen im Bauch sitzen zu haben

- blutiger Urin; Eiweiße können im Urin nachgewiesen werden

Die polyzystische Nierenerkrankung gilt als die am häufigsten vererbte Nierenerkrankung und als die vierthäufigste Ursache einer chronischen Niereninsuffizienz.

- wiederkehrende Harnwegsinfekte oder Nierensteine

- Es treten vermehrt typische Symptome einer chronischen Niereninsuffizienz auf, die den fortschreitenden Verlust der Funktionsfähigkeit der Nieren markieren

- Symptome, die durch Zysten in anderen Organen, wie der Leber, dem Darm oder dem Gehirn, verursacht werden

- Komplikationen, die im Rahmen einer polyzystischen Nierenerkrankung auftreten können, sind Hirn-Aneurysmen, Bauchwandhernien, Infektion von Leberzysten, Veränderungen an den Herzklappen und die Divertikulose (Ausstülpungen in der Wand des Dickdarms). Etwa 10% der PKD-Patienten entwickeln ein Hirn-Aneurysma. Hierbei entstehen Ausbuchtungen an einer Wand eines Blutgefäßes im Gehirn, die auf geschwächte Gefäßwände zurückzuführen sind. Hirn-Aneurysmen können Kopfschmerzen verursachen. Außerdem ist das Risiko erhöht, dass das Gewebe reißt, was zu einem Schlaganfall und gegebenenfalls zum Tod führen kann.

Entwickelt jeder Patient mit einer polyzystischen Nierenerkrankung ein Nierenversagen?

Nein. Ein Nierenversagen tritt nicht bei allen Patienten auf, die von einer polyzystischen Nierenerkrankung (PKD) betroffen sind. Etwa 50% dieser Patienten erleiden in einem Alter von 60 Jahren ein Nierenversagen bzw. werden ca. 60% bis sie 70 Jahre alt sind, bereits ein Nierenversagen erlitten haben. Das Risiko, eine chronische Niereninsuffizienz zu entwickeln, ist bei den männlichen PKD-Patienten sowie bei Patienten, deren Diagnose bereits in jungen Jahren gestellt worden ist, die an Bluthochdruck leiden, vergrößerte Nieren haben oder bei den Eiweiße im Urin nachgewiesen werden konnten, erhöht.

Schmerzen in den Flanken und im Bauch sowie blutiger Urin sind die häufigsten Symptome, die bei Patienten mit einer polyzystischen Nierenerkrankung im Alter von 40 Jahren auftreten.

Die Diagnose der polyzystischen Nierenerkrankung

Folgende Untersuchungen werden durchgeführt, um eine autosomal-dominant vererbte polyzystische Nierenerkrankung zu diagnostizieren:

- **Ultraschall der Nieren:** Diese Methode wird am häufigsten für eine PKD-Diagnose genutzt, weil sie zuverlässig, einfach, sicher, schmerzlos und relativ günstig ist.

- **CT oder MRT:** Diese Untersuchungsmethoden sind noch genauer, aber dafür auch viel teurer. Mittels CT oder MRT können auch sehr kleine Zysten entdeckt werden, die im Ultraschall nicht sichtbar gemacht werden können.

- **Familienuntersuchung:** Da es sich bei der polyzystischen Nierenerkrankung um eine vererbbare Krankheit handelt, beträgt die Wahrscheinlichkeit für ein Kind einer Familie, in der diese Erkrankung bereits aufgetreten ist, ebenfalls davon betroffen zu sein 50%. Aus diesem Grund hilft ein Familien-Screening eine polyzystische Nierenerkrankung frühzeitig bei Familienangehörigen festzustellen.

- **Untersuchungen, die Auskunft über den Effekt einer PKD auf die Leistung der Nieren geben:** Hierfür wird einerseits ein Urintest durchgeführt, um zu überprüfen, ob sich Eiweiße im Urin befinden. Gleichzeitig wird auch ein Blutbild angefertigt, um mithilfe des Serum-Kreatininwertes Auskunft über die Funktionsleistung der Nieren zu erhalten.

- **Zufallsdiagnose:** Es handelt sich um eine Zufallsdiagnose, wenn die PKD bei einer Routineuntersuchung oder einem Ultraschall, der eigentlich aus anderen Gründen erfolgt, festgestellt wird.

> Bei der polyzystischen Nierenerkrankung handelt es sich um eine Erbkrankheit, sodass auch immer die Familienangehörigen hinsichtlich dieser Erkrankung untersucht werden sollten.

- **Gentest:** Hierbei handelt es sich um einen sehr speziellen Bluttest, der verwendet wird, um Familienmitglieder, die das PKD-Gen tragen, identifizieren zu können. Dieser Test sollte nur Anwendung finden, wenn die bildgebenden Verfahren nicht ausreichend Informationen für die Diagnosestellung liefern konnten. Da diese Untersuchungsmethode nicht in jedem Krankenhaus möglich und auch sehr teuer ist, wird er nur selten für diagnostische Zwecke verwendet.

Welche Familienmitglieder eines PKD- Patienten sollten hinsichtlich einer möglichen polyzystischen Nierenerkrankung untersucht werden?

Die Geschwister und Kinder eines PKD-Patienten sollten untersucht werden. Zusätzlich sollten auch die Geschwister der Eltern, von denen der Patient die Erkrankung vererbt bekommen hat, hinsichtlich einer polyzystischen Nierenerkrankung untersucht werden.

Werden alle Kinder eines PKD-Patienten eine polyzystische Nierenerkrankung entwickeln?

Nein. Bei der polyzystischen Nierenerkrankung handelt es sich um eine Erbkrankheit, bei welcher die Mutter oder der Vater Träger des autosomal-dominat vererbten PKD-Gens sind. Infolgedessen beträgt das Risiko, dass die Kinder der Betroffenen dieselbe Erkrankung entwickeln werden, 50%.

Präventionsmaßnahmen bei einer polyzystischen Nierenerkrankung

Derzeit gibt es noch keine Behandlungsmöglichkeit, die die Bildung von Zysten verhindert bzw. ihr Wachstum verlangsamen kann.

Eine Untersuchung der Familienangehörigen sowie eine frühzeitige Diagnosestellung haben dennoch mehrere positive Effekte.

Die Behandlung der polyzystischen Nierenerkrankung zielt darauf ab, das Fortschreiten der chronischen Nierenkrankheit hinauszuzögern, und gegebenenfalls Niereninfektionen, Nierensteine oder Bauchschmerzen zu behandeln.

Beispielsweise ermöglicht die frühe Diagnosestellung eine bessere Behandlung der polyzystischen Nierenerkrankung.. Auch Veränderungen im Lebensstil sowie das Befolgen ernährungstechnischer Empfehlungen tragen dazu bei, die Nieren und das Herz zu schützen. Der Nachteil einer frühzeitigen Diagnosestellung ist, dass der/die Betroffene sehr ängstlich auf die Erkrankung reagieren kann und sich bereits in einem Stadium, in welchem noch keine Symptome auftreten oder Medikamente erforderlich sind, bereits große Sorgen macht.

Warum kann das Auftreten der polyzystischen Nierenerkrankung nicht reduziert werden?

Die polyzystische Nierenerkrankung wird in der Regel erst im Alter von 40 Jahren oder sogar noch später diagnostiziert. Die Mehrheit der Betroffenen bekommt ihre Kinder aber schon viel früher. Aus diesem Grund kann eine Übertragung der kranken Gene auf die nächste Generation gar nicht verhindert werden.

Die Behandlung einer polyzystischen Nierenerkrankung

Bei der polyzystischen Nierenerkrankung handelt es sich um eine Krankheit, für deren Ursache es keine Behandlungsmöglichkeit gibt. Dennoch muss die Symptomatik zum Schutz der Nieren behandelt werden, denn nur so kann der Fortschritt der chronischen Niereninsuffizienz verlangsamt werden. Folglich versucht man, dass Nierenversagen so lange wie möglich hinauszuzögern. Außerdem können mit einer symptomatischen Behandlung auch weitere Beschwerden und Komplikationen umgangen werden.

Wichtige Maßnahmen zur Behandlung einer polyzystischen Nierenerkrankung:

- Eine regelmäßig durchgeführte ärztliche Untersuchung ist wichtig, weil die Patienten in der Regel auch viele Jahre nach der

> **Patienten, die keine Symptome einer PKD aufweisen, brauchen auch nach der Diagnosestellung oftmals über viele Jahre hinweg keine Medikamente.**

Diagnosestellung asymptomatisch sind und keine Behandlung benötigen.

- Es sollten nur Schmerzmittel (z.B. Aspirin oder Paracetamol) verwendet werden, die die Nieren nicht schädigen. Infolge des Zystenwachstums treten immer wieder Schmerzen auf.

- Im Falle eines Harnwegsinfektes sollte dieser umgehend mit den entsprechenden Antibiotika behandelt werden.

- Eine frühzeitige Behandlung von Nierensteinen.

- Bei Patienten, die keine Ödeme haben, kann eine erhöhte Flüssigkeitsaufnahme dazu beitragen, Harnwegsinfekten oder Nierensteine vorzubeugen.

- Die genauen Behandlungsverfahren einer chronischen Niereninsuffizienz sind in den Kapiteln 10-14 nachzulesen.

- Bei sehr wenigen Patienten kann auch eine chirurgische oder radiologische Entfernung der Zysten aufgrund zu starker Schmerzen, Infektionen oder Blutungen notwendig werden.

Wann sollte ein PKD-Patient einen Arzt aufsuchen?

Patienten, die an einer polyzystischen Nierenerkrankung leiden, sollten umgehend einen Arzt aufsuchen, wenn folgende Problematiken auftreten:

- Fieber, plötzlich auftretende Bauchschmerzen, blutiger Urin

- schwere, immer wiederkehrende Kopfschmerzen

- unbeabsichtigte Verletzungen der stark vergrößerten Nieren

- Brustschmerzen, Appetitlosigkeit, starkes Erbrechen, Muskelschwäche, Verwirrung, Schläfrigkeit, Bewusstlosigkeit oder Krämpfe

Kapitel 17
Leben mit nur einer Niere

Mit nur einer Niere zu leben, klingt zunächst beunruhigend. Aber mit nur einigen Vorsichtsmaßnahmen ist auch mit nur einer Niere ein normales Leben möglich.

Welche Probleme kann man erwarten?

Fast alle Menschen werden mit zwei Nieren geboren. Da uns zwei Nieren mit einer Nierenfunktionsreserve ausstatten, kann auch nur eine Nieren eine ausreichende Nierenfunktion sicherstellen. Mit nur einer Niere gibt es keine Einschränkungen des Sexuallebens oder der körperlichen Belastbarkeit. Daher wird bei Menschen, die mit nur einer Niere geboren werde, dies oftmals nur zufällig festgestellt, da sie keinerlei Symptome haben.

Nur bei einigen wenigen Menschen mit nur einer Niere kommt es im Verlauf des Lebens zum Auftreten eines Eiweißverlusts oder erhöhtem Blutdruck. Eine deutliche Einschränkung der Nierenfunktion ist selten.

Was sind mögliche Ursachen für das Vorliegen nur einer Niere?

Hierzu gibt es drei Möglichkeiten:

1. Man wurde mit nur einer Nieren geboren, als Ausdruck einer angeborenen Anomalie.
2. Eine Niere wurde chirurgisch entfernt, z.B. zur Behandlung eines Stein- oder Tumorleidens, oder nach einem Unfall.
3. Eine Niere wurde zum Zweck der Nierentransplantation gespendet.

Wer wird mit nur einer Niere geboren?

Manche Menschen werden nur mit einer Niere geboren. Dies kommt

> **Menschen mit nur einer Niere können ein ganz normal aktives Leben leben.**

mit einer Häufigkeit von 1:750 und häufiger bei Jungen vor. Es handelt sich zumeist um die linke Niere.

Was müssen Menschen mit nur einer Niere beachten?

Menschen mit nur einer Niere haben immer noch eine ganz normal funktionierende Niere, aber können mit einem Wagen ohne Reserverad verglichen werden. Ohne die zweite Niere steht bei einer Nierenkrankheit keine Reserve mehr zur Verfügung. Ein akutes oder ein chronischen Nierenversagen wird dann rascher schlechter werden und ggfs. zu einem terminalen Nierenversagen voranschreiten.

Unter welchen Umständen besteht Gefahr für die Einzelniere?

Potentielle Gefahr für die Einzelniere besteht:

1. bei einem plötzlichen Harnverhalt, z.B. durch einen Nierenstein.
2. Verletzung der Einzelniere, z.B. bei Kontaktsportarten wir Boxen, Hockey, Fußball, Kampfsportarten und Ringen. Eine Einzelniere vergrößert sich und wird schwerer, daher ist sie bei solchen Sportarten verletzungsanfälliger.

Um Nierenschäden zu vermeiden sollten Menschen mit nur einer Niere Folgendes beachten:

Menschen mit nur einer Niere brauchen keine spezielle Behandlung, sollten aber ihre Niere schützen:

- Ausreichend Trinken (1,5-3 L pro Tag je nach Witterung).
- Bauchverletzungen durch Kontaktsport vermeiden.
- Nierensteinleiden vorbeugen, bzw. Harnwegsinfekte ohne Verzögerung behandeln
- Vor dem Beginn einer medikamentösen Therapie oder einer Operation den behandelnden Arzt auf die Einzelniere hinweisen.

Viele Menschen werden mit nur einer Niere geboren.

- Blutdruckkontrolle, regelmäßige körperliche Bewegung, eine ausgeglichene Ernährung und das Vermeiden der Einnahme von Schmerzmitteln, proteinreicher Diäten. Salzarme Diät, sofern vom Arzt empfohlen.

- Jährliche Untersuchung von Blutdruck, Nierenfunktion in Blut und Urin.

Wann sollte ein Patient mit nur einer Nieren einen Arzt aufsuchen?

Patienten mit nur einer Niere sollten einen Arzt aufsuchen, wenn:

- Die Urinmenge plötzlich zurückgeht.

- Im Falle einer Bauchverletzung.

- Wenn Schmerzmittel eingenommen werden müssen.

- Falls Röntgenaufnahmen mit Kontrastmittel notwendig werden.

- Bei Fieber und Brennen beim Wasserlassen, bei Blut im Urin.

Menschen mit nur einer Nieren müssen nicht besorgt sein, aber ihre Niere schützen und regelmäßig die Nierenfunktion überprüfen lassen.

Das Harnsystem setzt sich aus den Nieren, den Harnleitern, der Harnblase und der Harnröhre zusammen. Bei einem Harnwegsinfekt, kurz HWI, handelt es sich um eine bakterielle Infektion, die alle Teile des Harnsystems betreffen kann. Der Harnwegsinfekt ist die zweithäufigste Infektionsform, die im menschlichen Körper auftritt.

Welche Symptome hat ein Harnwegsinfekt?

Die Symptome einer Harnwegsinfektion variieren mit dem Schweregrad und dem Ort des Infektes sowie dem Alter des Patienten.

Die häufigsten Symptome eines Harnwegsinfektes sind:

- Schmerzen oder Brennen beim Wasserlassen

- ein anhaltender Harndrang und es muss häufiger Wasser gelassen werden

- Fieber und Unwohlsein

- übelriechender oder trüber Urin

Symptome aufgrund einer Infektion in der Blase (Zystitis):

- Schmerzen im Unterbauch

- häufiges und schmerzhaftes Wasserlassen, wobei die Urinmenge deutlich reduziert ist

- in der Regel leichtes Fieber

- keine Schmerzen in den Flanken

- blutiger Urin

Die typischen Anzeichen einer Harnwegsinfektion sind der ständige Harndrang und Brennen beim Wasserlassen.

Symptome aufgrund einer Infektion der oberen Harnwege (Pyelonephritis oder auch Nierenbeckenentzündung)

- Schmerzen im oberen Rückenbereich und in den Flanken
- hohes Fieber mit Schüttelfrost
- Übelkeit, Erbrechen, Schwäche, Müdigkeit und ein allgemeines Krankheitsgefühl
- psychische Veränderungen oder Verwirrungszustände bei älteren Menschen

Hierbei handelt es sich um die schwerste Form einer Harnwegsinfektion. Eine unzureichende oder verzögerte Behandlung kann lebensbedrohlich werden.

Welche Ursachen kann ein immer wiederkehrender Harnwegsinfekt haben?

Häufige Ursachen, die einen immer wiederkehrenden Harnwegsinfekt hervorrufen können, sind:

1. **Harnwegsobstruktion/Harnwegsverschluss:** Es gibt viele Ursachen, die einen Harnwegsverschluss hervorrufen können, was letztendlich zu immer wiederkehrenden Harnwegsinfekten führen kann.

2. **Das weibliche Geschlecht:** Da Frauen eine viel kürzere Harnröhre besitzen als Männer, sind sie anfälliger für Harnwegsinfektionen.

3. **Geschlechtsverkehr:** Insbesondere bei Frauen können sexuelle Aktivitäten zu einem vermehrten Auftreten von Harnwegsinfektionen führen.

4. **Harnsteine:** Nieren-, Harnleiter- oder Blasensteine können den Urinfluss blockieren und somit das Risiko für einen Harnwegsinfekt erhöhen.

Die Verlegung der Harnwege ist eine häufige Ursache von rezidivierenden Harnwegsinfektionen.

---

5. **Blasenkatheterisierung:** Menschen mit einem Dauerkatheter haben ein erhöhtes Risiko für Harnwegsinfektionen.

6. **Angeborene Anomalien der Harnwege:** Kinder mit angeborenen anatomischen Anomalien der Harnwege sind besonders häufig vom sogenannten Vesikorenalen Reflux (Ein Zustand, bei dem der Urin aus der Blase zurück in die Harnleiter fließt) oder Harnröhrenklappen betroffen, was ebenfalls zu einem erhöhten Risiko für Harnwegsinfektionen führt.

7. **Benigne Prostatahyperplasie:** Männer über 60 Jahre sind aufgrund einer möglichen Prostatavergrößerung (Benigne Prostatahyperplasie) besonders häufig von Harnwegsinfektionen betroffen.

8. **Geschwächtes Immunsystem:** Patienten, die von Diabetes, HIV oder Krebserkrankungen betroffen sind, haben ein erhöhtes Risiko für Harnwegsinfektionen.

9. **Andere Ursache:** eine Verengung der Harnröhre oder Harnleiter, Urogenitaltuberkulose, Blasenfunktionsstörung wie die sogenannte neurogene Blase oder Harnblasendivertikel.

Kann ein immer wiederkehrender Harnwegsinfekt die Nieren schädigen?

Bei Erwachsenen verursachen ständige Harnwegsinfektionen in der Regel keine Schäden an den Nieren.

Ein solcher Infekt führt bei Erwachsenen lediglich zu Nierenschäden, wenn dieser durch Harnsteine, eine Verengung oder Verlegung der Harnwege hervorgerufen wird, sodass der Urinfluss behindern ist, bzw. der Patient von einer Urogenitaltuberkulose betroffen ist und in allen eben genannten Fällen keine Behandlung erfolgt.

Bei Kindern und Jugendlichen kann eine verspätete oder unzureichende Behandlung einer Harnwegsinfektion zu irreversiblen Schäden an den

> Wenn keine Blockade den Urinfluss im Rahmen einer Harnwegsinfektion behindert, verursacht dieser Infekt bei Erwachsenen in der Regel auch keine Schäden an den Nieren.

sich noch im Wachstum befindenden Nieren führen. Solche Schädigungen können im späteren Leben der Kinder zu einer reduzierten Leistungsfähigkeit der Nieren und Bluthochdruck führen. Aus diesem Grund sind Harnwegsinfekte bei Kindern viel ernstzunehmender als bei Erwachsenen.

Die Diagnose eines Harnwegsinfektes

Man führt verschiedene Untersuchungen durch, um die Diagnose stellen sowie den Schweregrad der Infektion beurteilen zu können. Bei Personen mit einem komplizierten oder immer wiederkehrenden Harnwegsinfekt werden außerdem verschiedene Untersuchungen durchgeführt, um Risikofaktoren bzw. prädisponierte Faktoren feststellen und somit die Diagnose begründen zu können.

Grundlegende Untersuchungen bei einem Harnwegsinfekt:

1. Urinuntersuchung:

Die wichtigste Untersuchungsmethode im Rahmen einer Harnwegsinfekten ist das erheben eines Urinstatus im Labor. Bei der Analyse der Urinprobe, wird bevorzugt Morgenurin verwendet. Wenn bei einer mikroskopischen Untersuchung ein deutlicher Anstieg von weißen Blutkörperchen festgestellt wird, deutet dies auf einen Harnwegsinfekt hin. Allgemein gilt, dass die vorhandenen Leukozyten (weiße Blutkörperchen) auf eine Entzündung im Harnapparat hinweisen, aber auch das Fehlen dieser einen Harnwegsinfekt nicht zwangsläufig ausschließt.

Auch die Urinuntersuchung mit Teststreifen, mit denen Nitrit und Leukozyten im Urin nachgewiesen werden können, sind nützliche Untersuchungsmethoden hinsichtlich einer Harnwegsinfektion, die in der Arztpraxis oder zu Hause durchgeführt werden können. Ist der Urintest

> Das Anlegen einer Urinkultur ist ein sehr wertvolles Untersuchungsverfahren, dessen Ergebnisse sehr wichtig für die Diagnose und Behandlung von Harnwegsinfektionen sind.

positiv, besteht der Verdacht auf eine Harnwegsinfektion, sodass diese Patienten genauer untersucht werden müssen. Die Stärke der Farbe ist äquivalent zu der Erregermenge im Urin. In Indien sind Urinteststreifen für einen Harnwegsinfekt nicht sehr weit verbreitet.

2. Urinkultur:

das Standardverfahren für die Diagnosestellung eines Harnwegsinfektes ist das Anlegen einer Urinkultur, wobei dies vor der Antibiotikabehandlung erfolgen muss. Das Anlegen einer Urinkultur wird bei komplizierten Harnwegsinfekten empfohlen und in einigen Fällen auch zur Absicherung des Diagnoseverdachts genutzt.

Dieser Test dauert ungefähr 48-72 Stunden. Es wirkt sich nachteilig aus, wenn es zu einem erheblichen Zeitunterschied zwischen der Probenabgabe und der Verfügbarkeit des Berichtes kommt.

Auf natürlicher Grundlage wird der Erreger in der Urinkultur gezüchtet, sodass das Bestehen einer Harnwegsinfektion, deren Schweregrad sowie der Erreger selbst sicher bestimmt werden kann. Aufgrund der genauen Klassifikation des Erregers kann dann auch das passende Antibiotikum für die Therapie ausgewählt werden.

Um zu verhindern, dass die Urinproben unbrauchbar werden, hält man die Patienten vor dem Wasserlassen für die Probe dazu an, den Genitalbereich zu reinigen und Mittelstrahlurin in den sterilen Urinbecher abzugeben. Andere Methoden, die für eine Probenentnahme einer Urinkultur angewendet werden, sind eine suprapubische Blasenpunktion, Einmalkatheterisierung und die Punktion von Dauerkathetern.

3. Blutuntersuchungen:

Die wichtigsten Parameter, die bei einer Blutuntersuchung hinsichtlich eines Harnwegsinfektes berücksichtigt werden müssen, sind der

---

Für die erfolgreiche Behandlung eines Harnwegsinfektes ist es wichtig, die zugrunde liegenden Ursachen zu diagnostizieren.

Hämoglobin-, Harnstoff- und Serum-Kreatininwert, die Anzahl der weißen Blutkörperchen, der Blutzucker und die Menge des C-reaktiven Proteins.

Untersuchungen zur Diagnose angeborener Ursachen bzw. Risikofaktoren

Wenn trotz einer Behandlung keine Verbesserung des Infektes zu beobachten ist oder das Krankheitsbild wiederholt auftritt, sind weitere Untersuchungen nötig, um der Ursache auf den Grund zu gehen. Dazu zählt:

1. Ultraschall und Röntgen des Bauches

2. CT oder MRT des Bauches

3. Miktionszystourethrogramm, kurz MZU bzw. MCU

4. Intravenöse Urographie

5. Die mikroskopische Untersuchung des Urins hinsichtlich einer Tuberkulose

6. Zystoskopie (Blasenspiegelung; Ein Verfahren, bei dem der Urologe mit einem speziellen Instrument, dem Zystoskop, in die Blase schauen kann.)

7. Gynäkologische Untersuchung

8. Urodynamische Untersuchung

9. Blutkultur

Prävention von Harnwegsinfektionen

1. Trinken Sie ausreichend (3-4 Liter pro Tag). Die aufgenommene Flüssigkeit verdünnt den Urin und trägt dazu bei, Bakterien aus der Blase und den Harnwegen zu spülen.

> **Es ist sehr wichtig, viel Wasser zu trinken, um Harnwegsinfekten vorzubeugen bzw. die Behandlungsmaßnahmen zu unterstützen.**

2. Lassen Sie alle 2-3 Stunden Wasser. Verschieben Sie es nicht, eine Toilette aufzusuchen. Wird der Urin lange Zeit in der Blase gehalten, begünstigt dies das Bakterienwachstum.

3. Essen Sie viele Lebensmittel, die Vitamin C und Ascorbinsäure enthalten oder trinken Sie Moosbeerensaft (Cranberrysaft). Dies macht den Urin sauer und reduziert ebenfalls das Bakterienwachstum.

4. Vermeiden Sie Verstopfungen bzw. behandeln Sie diese umgehend.

5. Frauen und Mädchen sollten immer von vorne nach hinten wischen, nachdem sie Wasser gelassen haben. Dies verhindert, dass Bakterien aus der Analregion in die Vagina oder die Harnröhre gelangen.

6. Vor und nach dem Geschlechtsverkehr sollte der Anal-sowie Genitalbereich gesäubert und Wassergelassen werden. Des Weiteren empfiehlt es sich, nach dem Geschlechtsverkehr ein Glas Wasser zu trinken.

7. Frauen sollten vorzugsweise Unterwäsche aus Baumwolle tragen, welche eine Luftzirkulation erlaubt. Sehr enge Hosen oder Unterwäsche aus Nylonmaterialen sollten daher weitestgehend vermieden werden.

8. Immer wiederkehrende Harnwegsinfekte bei Frauen, die infolge sexueller Aktivität auftreten, kann mit einer einzelnen Dosis Antibiotika nach dem Sexualkontakt vorgebeugt werden.

Die Behandlung von Harnwegsinfektionen

Allgemeine Maßnahmen

Trinken Sie ausreichend Wasser über den Tag verteilt. Wenn eine Person krank oder dehydriert ist bzw. nicht in der Lage ist, ausreichend Flüssigkeit oral aufzunehmen aufgrund starken Erbrechens, muss diese

---

Zur Behandlung einer schweren Nierenbeckenentzündung (Pyelonephritis) müssen die Patienten stationär aufgenommen werden und erhalten ihre Antibiotika intravenös.

Person stationär in einem Krankenhaus aufgenommen werden. In diesem Fall wird dem Patienten intravenös Flüssigkeit gegeben.

Des Weiteren sollten Medikamente zur Fiebersenkung und Schmerzbekämpfung eingenommen werden. Auch der Gebrauch von Wärmekissen kann die Schmerzen lindern. Auf Kaffee, Alkohol, Zigaretten und scharfes Essen sollte verzichtet werden. Es ist empfehlenswert, die präventiven Maßnahmen hinsichtlich einer Harnwegsinfektion zu befolgen.

Behandlung von Harnwegsinfektionen der unteren Harnwege (Zystitis, unkomplizierte Infekte)

Bei einer ansonsten gesunden, jungen Frau reicht in der Regel die Gabe von Antibiotika über drei Tage. Einige Ärzte empfehlen hier auch eine siebentägige Behandlungsdauer. Gelegentlich wird auch nur eine einzelne Dosis eines Antibiotikums eingesetzt.

Erwachsene Männer mit einer Harnwegsinfektion müssen hingegen ihre Antibiotika über 7-10 Tage einnehmen. Häufig verschriebene orale Antibiotika sind Trimethoprim, Cephalosporine, Nitrofurantoin oder Fluorchinolonen.

Behandlung von schweren Niereninfektionen (Pyelonephritis)

Patienten mit einer mittelschweren bis schweren akuten Nierenentzündung oder mit sehr stark ausgeprägten Symptomen müssen stationär in einem Krankenhaus aufgenommen werden. Bevor mit einer medikamentösen Behandlung begonnen werden kann, muss eine Urinkultur angelegt werden und eine Blutuntersuchung erfolgen, denn nur wenn der Erreger identifiziert ist, kann das richtige Antibiotikum ausgewählt werden. Die Patienten bekommen Flüssigkeit und ihre

---

Hohes Fieber, Schüttelfrost, Rückenschmerzen, Brennen beim Wasserlassen und trüber Urin sollten nicht unbeachtet bleiben.

Antibiotika für einige Tage über einen Tropf. Daran schließt dann eine 10-14 tägige Behandlung mit oralen Antibiotika an. Wenn der Körper auch auf die intravenös verabreichten Medikamente nur schlecht reagiert, was anhand anhaltender Symptome wie Fieber und eine sich verschlechternde Funktionsleistung der Nieren zu beobachten ist, müssen bildgebende Verfahren angewendet werden, um die genaue Ursache des Infektes zu klären. Ein erneuter Urintest ist notwendig, um die Reaktion des Körpers auf die Behandlung beurteilen zu können.

Rezidivierende Harnwegsinfekte

Bei Patienten mit immer wiederkehrenden Harnwegsinfektionen ist es unerlässlich den wirklichen Grund der Erkrankung zu finden, denn nur wenn dieser bekannt ist, kann die entsprechende medizinische Behandlung erfolgen. Diese Patienten müssen regelmäßige ärztliche Kontrolluntersuchungen wahrnehmen, sich sehr strikt an die Präventionsmaßnahmen halten und bedürfen eine langfristige präventive Antibiotikabehandlung.

Wann sollte ein Patient mit einem Harnwegsinfekt einen Arzt aufsuchen?

Patienten mit einem Harnwegsinfekt sollten sofort einen Arzt konsultieren, wenn:

- die Urinmenge vermindert ist bzw. der Urinfluss zum Stillstand gekommen ist.

- hohes Fieber anhält, Schüttelfrost, Rückenschmerzen oder blutiger Urin auftreten.

- der Patient sich stark übergeben muss oder starke Muskelschwäche auftritt.

- der Blutdruck sehr niedrig ist.

Kapitel 19
Nierensteine

Harnsteine zählen zu den häufigen urologischen Erkrankungen. Nierensteine sind beispielsweise dafür bekannt, dass sie unerträgliche Schmerzen verursachen können. In einigen Fällen können Nierensteine jedoch auch ohne jegliche Symptome zu verursachen existieren. Harnsteine können Harnwegsinfektionen hervorrufen und dauerhaft die Nieren schädigen, wenn sie unbehandelt bleiben. Wurde einmal Steine im Harnsystem gefunden, treten sie in der Regel immer wieder auf. Aus diesem Grund ist ein Verständnis für Harnsteine sowie deren Behandlungsmöglichkeiten und Präventionsmaßnahmen sehr wichtig.

Was sind Nierensteine?

Ein Nierenstein ist eine harte Kristallmasse, die in der Niere oder der Harnwege gebildet wird. Erhöhte Konzentration von Kristallen oder kleinen Partikeln von Kalzium, Oxalat, Urat, Phosphat usw. im Urin sind letztendlich für die Bildung von Nierensteinen verantwortlich. Aus diesen Substanzen verbinden sich Millionen kleinster Kristalle, die allmählich an Größe zunehmen und über einen langen Zeitraum hinweg einen Stein formen.

Normalerweise enthält der Urin Stoffe, die einer Aggregation solcher Kristalle verhindert bzw. vorbeugt. Kommt es zu Veränderungen ihrer Konzentration im Urin, begünstigt dies die Bildung von Nierensteinen. Der medizinische Fachbegriff für Harnsteinleiden ist Urolithiasis. Des Weiteren sollte nicht außer Acht gelassen werden, dass zwischen Gallensteinen und Nierensteinen unterschieden werden muss.

> **Steine im Harnsystem sind eine häufige Ursache unerträglicher Flanken- oder Bauchschmerzen.**

Welche Größen und Formen haben Nierensteine bzw. wo sind sie zu finden?

Die Größe und Form von Nierensteinen kann sehr unterschiedlich sein. Sie können kleiner als ein Sandkorn oder aber tennisballgroß sein. Auch die Form variiert stark. Beispielsweise verursachen runde oder ovale Nierensteine mit einer glatten Oberfläche weniger Schmerzen als unregelmäßig geformte Nierensteine mit zacken, die eine raue Oberfläche besitzen. Auch ist bei den regelmäßig geformten Nierensteinen die Wahrscheinlichkeit höher, dass sie auf natürlichem Wege ausgeschieden werden können.

Harnsteine können überall im Harnsystem auftreten, besonders oft sind sie jedoch in den Nieren und den Harnleitern lokalisiert.

Welche Arten von Nierensteinen gibt es?

Man unterscheidet zwischen vier verschiedenen Nierensteinarten:

1. **Kalziumsteine:** In 70-80% aller Fälle bestehen die Steine aus Kalziumsalzen, womit sie zu den häufigsten Bestandteilen der Nierensteine zählen. Die meisten Kalziumsteine bestehen aus Kalziumoxalat, während sich nur einige wenige aus Kalziumphosphat zusammensetzen. Steine, sie sich vorrangig aus Kalziumoxalat zusammensetzen, bilden sich vor allem, wenn der Urin sauer ist.

2. **Struvit-Steine bzw. Magnesiumammoniumphosphat-Steine** treten nur in 10-15% der Fälle auf und sind somit viel seltener. Sie sind das Ergebnis einer Infektion in den Nieren. Struvit-Steine treten häufiger bei Frauen als bei Männern auf und können nur in einem alkalischen Milieu, also in basischen Urin, entstehen.

3. **Harnsäuresteine:** Harnsäuresteine sind eher selten, da sie nur in etwa 5-10% der Fälle auftreten. Sie bilden sich vor allem, wenn der

> **Harnsteine sind am häufigsten in der Niere oder den Harnleitern lokalisiert.**

Harnsäuregehalt im Urin zu hoch ist und der pH-Wert des Urins andauernd sauer ist. Diese Form der Steine kommt insbesondere bei Patienten mit Gicht vor oder Personen, die sich sehr eiweißreich ernähren, dehydriert sind oder eine Chemotherapie hinter sich haben. Die Harnsäuresteine sind strahlendurchlässig, sodass sie auf Röntgenbildern nicht sichtbar sind.

4. **Cystinsteine:** Cystinsteine sind sehr selten und treten nur bei der sogenannten Cystinurie, einer vererbbaren Erkrankung, auf. Eine Cystinurie zeichnet sich durch hohe Konzentrationen von Cystin im Urin aus.

Worum handelt es sich bei einem sogenannten "Hirschgeweihstein"?

Bei einem Hirschgeweihstein handelt es sich um einen sehr großen Struvit-Stein, der sehr viel Platz in der Niere ´beansprucht und in seiner Form dem Geweih eines Hirsches ähnelt, was ihm letztendlich auch seinen Namen verliehen hat. Solche Steine verursachen, wenn überhaupt nur minimale Schmerzen, sodass eine Diagnose oftmals nicht erfolgt, was letztendlich zu Nierenschäden führt.

Welche Faktoren tragen zur Bildung von Harnsteinen bei?

Bei jedem Menschen können sich Harnsteine bilden. Folgende Faktoren begünstigen jedoch die Formation von Nierensteinen:

- Eine reduzierte Flüssigkeitsaufnahme und Dehydratationszustände

- Eine in der Familie bestehende Disposition für Nierensteine

- Die Ernährung: Werden viele tierische Eiweiße, Natrium und Oxalat über die Nahrung konsumiert bzw. ist die Ernährung ehr arm an Ballaststoffen und Kaliumreichen Zitrusfrüchten, begünstigt dies die Steinbildung.

> Das Risiko für eine Harnsteinbildung ist erhöht, wenn Personen über den Tag verteilt zu wenig Wasser trinken oder innerhalb der Familie gehäuftes Auftreten von Harnsteinleiden bekannt ist.

- 75% aller behandelten Nierensteinleiden bzw. 95% der Blasensteine wurden bei Männern diagnostiziert. Männer zwischen 20-70 Jahren oder übergewichtig sind, sind besonders anfällig für die Bildung von Harnsteinen.

- Bettlägerige Personen oder solche, die über einen längeren Zeitraum stark in ihrer Mobilität eingeschränkt sind

- Personen, die in warmen, feuchten Gebieten leben

- Wiederkehrende Harnwegsinfekte und eine Blockade des Urinflusses

- Stoffwechselerkrankungen: Hyperparathyreoidismus, Cystinurie, Gicht usw.

- Bestimmte Medikamente, z.B. Diuretika und Antazida

Welche Symptome bringen Harnsteine mit sich?

Die Symptome, die durch Harnsteine verursacht werden können, variieren je nach der Größe, Form und der Lage der Steine. Häufige Symptome sind:

- Bauchschmerzen

- Keine Symptome: Oftmals werden Harnsteine zufällig im Rahmen eines routinemäßig durchgeführten Gesundheitschecks oder während einer Untersuchung, die aufgrund anderer Ursachen durchgeführt wird. Steine, die keine Schmerzen verursachen und zufällig während bei Röntgenaufnahmen auffallen, werden auch als „stumme" oder „ruhende Steine" bezeichnet.

- Häufiges Wasserlassen und ein anhaltender Harndrang

- Übelkeit und Erbrechen

- Blutiger Urin (Hämaturie)

- Schmerzen und/oder Brennen beim Wasserlassen

Bauchschmerzen und blutiger Urin sind wichtige Hinweise hinsichtlich eines Harnsteinleidens.

- Wenn der Blasenstein am Anfang der Harnröhre stecken bleibt, wird der Urinfluss beim Wasserlassen plötzlich gestoppt.

- Das Ausscheiden von Steinen im Urin

- In einigen Fällen können Harnsteine Komplikationen, wie immer wiederkehrende Harnwegsinfektionen oder eine Harnwegsobstruktion, hervorrufen. In diesen Fällen kann es zu einer temporären oder sogar dauerhaften Schädigung der Nieren kommen.

Die Merkmale der Bauchschmerzen während eines Harnsteinleidens

- Die Stärke und Lokalisation der Schmerzen ist von Person zu Person unterschiedlich und hängt von der Art, Größe und der Position im Harnsystem des Steines ab. Hierbei darf jedoch nicht außer Acht gelassen werden, dass die Größe des Steines nicht zwangsläufig mit der Stärke des Schmerzes korreliert. Beispielsweise verursachen kleine Steine mit einer zackigen Oberfläche viel stärkere Schmerzen als große, glatte Steine.

- Die Schmerzen, die durch Harnsteine verursacht werden, reichen von leichten Flankenschmerzen bis zu plötzlich einsetzenden, unerträglichen Schmerzen. Diese können durch eine Veränderung der Körperhaltung oder Erschütterungen beim Autofahren verstärkt werden. Zur Dauer kann man sagen, dass sie nur einige Minute anhalten können, aber auch Stunden vergehen können, bis die Schmerzen nachlassen. Das Auftreten und Schwinden der Schmerzen stellt ein typisches Merkmal der Nierensteine dar.

- Die Bauchschmerzen treten auf der Seite auf, auf welcher der Stein liegt. Die klassischen Schmerzen bei einem Nieren- und Harnleitersteinverlaufen von der Nierengegend ausgehend Richtung

Auch sogenannte „stumme Steine" stellen ein ernstzunehmendes Problem dar, weil sie am ehesten Nierenschäden verursachen, aufgrund der Tatsache, dass sie keine Schmerzen verursachen und somit oftmals unentdeckt bleiben.

Leistenregion. Typische Begleiterscheinungen sind Übelkeit und Erbrechen.

- Blasensteine können auch Schmerzen im Unterleib und beim Wasserlassen verursachen.

- Die meisten Personen, die plötzlich sehr starke Bauchschmerzen haben, suchen sofort einen Arzt auf.

Können Nierensteine den Nieren Schäden zufügen?

Nieren- oder Harnleitersteine können den Urinfluss in den ableitenden Harnwegen blockieren. Infolgedessen kann es zu einem Anschwellen der Nieren kommen. Eine solche Größenveränderung der Nieren, die über einen längeren Zeitraum bestehen bleibt, führt bei einigen Patienten zu Nierenschäden.

Diagnose von Harnsteinleiden

Hierbei ist zu bemerken, dass Untersuchungen nicht nur durchgeführt werden, um Harnsteinleiden sicher diagnostizieren zu können, sondern auch, um Faktoren, die die Bildung solcher Steine begünstigt haben, identifizieren zu können.

Radiologische Untersuchungen

Ultraschall: Der Ultraschall gilt als eine einfache, leicht zugängliche und kostengünstige Untersuchungsmethode, welche am häufigsten für die Diagnose von Harnsteinen bzw. das Vorhandensein einer Harnwegsverlegung genutzt wird.

Röntgen: Die Größe, Form und Lage der Harnsteine können mit Röntgenaufnahmen der Nieren, der Harnleiter und der Blase sehr genau eingeschätzt werden, sodass es sich hierbei um die nützlichste Untersuchungsmethode, die vor und nach der Behandlung von Harnsteinen, Anwendung findet.

Die wichtigsten Untersuchungsmethoden hinsichtlich der Diagnosestellung von Harnsteinen sind die Computertomographie (CT), der Ultraschall und das Röntgen.

CT: Eine CT-Aufnahme des Harnsystems ist ein sehr genaues diagnostisches Verfahren, was bevorzugt verwendet wird um Harnsteine aller Größen identifizieren bzw. um eine Harnwegsobstruktion diagnostizieren zu können.

Intravenöse Urographie (IVU): Auch die Methode der seltener genutzten intravenösen Urographie gilt als ein zu verlässiges Verfahren bei der Erkennung von Harnsteinen und Harnwegsobstruktionen. Der größte Vorteil dieser Untersuchungsmethode ist, das sie zusätzlich Auskunft über die Funktionsleistung der Nieren liefert. Auch kann die Struktur der Nieren sowie Details hinsichtlich einer Nierenvergrößerung besser beurteilt werden mit diesem Verfahren.

Laboruntersuchungen

Urinuntersuchung: Urinuntersuchungen finden Anwendung, um Infektionen festzustellen und zur Messung des pH-Wertes. Der 24-Stunden-Urin wird hinsichtlich des Urinvolumens sowie der Bestimmung des Kalzium-, Phosphor-, Harnsäure-, Magnesium-, Oxalat-, Citrat-, Natrium- und Kreatininwertes untersucht.

Blutuntersuchung: Im Rahmen eines großen Blutbilds schaut man sich besonders die Kreatinin-, Blutzucker- und Elektrolytwerte an. Spezielle Untersuchungsverfahren geben zusätzlich Auskunft über die Konzentration spezieller chemischer Substanzen, welche die Harnsteinbildung begünstigen. Dazu zählen z.B. der Kalzium-, Phosphor-, Harnsäure- und der Parathormonspiegel.

Analyse der Harnsteine: Harnsteine, die auf natürlichem Weg ausgeschieden werden konnten oder durch bestimmte Behandlungsmethoden entfernt wurden, werden einer chemischen Analyse unterzogen. Diese Untersuchungsmethode gibt Auskunft über ihre Zusammensetzung. Dieses Wissen wird genutzt, um einen Behandlungsplan zu erstellen und passende präventive Maßnahmen zu ergreifen.

> **Viel trinken!"**- So lautet die einfachste und wichtigste **Maßnahme, die dazu beiträgt, Harnsteinleiden vorzubeugen.**

Prävention von Harnsteinen

Allgemein gilt die Annahme, dass wenn einmal ein Harnsteinleiden aufgetreten ist, die Wahrscheinlichkeit einer erneuten Steinbildung relativ groß ist. Bei etwa 50-70% der Patienten konnten Harnsteine wiederholt diagnostiziert werden. Dennoch darf nicht vergessen werden, dass das Risiko für ein erneutes Auftreten von Harnsteine mit einer entsprechenden Behandlung und sorgfältigen Vorsichtsmaßnahmen auf 10% und weniger reduziert werden kann.

Allgemeine Maßnahmen

Die Ernährung ist ein nicht zu unterschätzender Faktor, der die Bildung von Harnsteinen fördern oder hemmen kann. Allgemeine Maßnahmen, die sehr sinnvoll für Patienten mit einem Harnsteinleiden sind, lauten:

1. Trinken Sie ausreichend

- Eine einfache und wichtige Maßnahme, die dazu beiträgt Harnsteinleiden zu vermeiden, ist das ausreichende Trinken von Wasser. Trinken Sie mehr als drei Liter am Tag. Haben Sie immer eine gefüllte Falsche Wasser bei sich, um eine ausreichende Wasserzufuhr über den Tag verteilt gewährleisten zu können.

- Patienten fragen oftmals, welches Wasser sie trinken sollten. Hierbei gilt, dass nicht die Qualität in erster Linie aber vor allem die Quantität dazu beiträgt, Harnsteinleiden zu umgehen.

- Um einer Harnsteinbildung vorbeugen zu können, ist es auch wichtig darauf zu achten, dass es zu einer ausreichenden Urinproduktion kommt bezüglich der aufgenommenen Wassermenge. Um sicher gehen zu können, dass Sie ausreichend Wasser getrunken haben, muss die Urinmenge des ganzen Tages gemessen werden. Das Urinvolumen sollte zwischen 2-2,5 Liter pro Tag betragen.

> **Klarer und fast durchsichtiger Urin zeigen eine ausreichende Flüssigkeitsaufnahme an.**

- Die Farbe des Urins gibt Auskunft darüber, wie regelmäßig Sie trinken. Haben Sie über den Tag verteilt ausreichend Wasser zu sich genommen, wird der Urin verdünnt sein und klar erscheinen. Ist der Urin verdünnt, bedeutet dies, dass die Mineralienkonzentration sehr niedrig ist, was sehr gut ist, denn dies beugt der Harnsteinbildung vor. Dem gegenüber zeigt gelber, stark konzentrierter Urin jedoch an, dass Sie zu wenig Wasser getrunken haben.

- Des Weiteren sollte man sich es zur Gewöhnung machen, nach jeder Mahlzeit zwei Gläser Wasser zu trinken. Des Weiteren ist es wichtig, zwei Gläser Wasser vor dem zu Bett gehen zu trinken und immer ein Wasserglas am Nachtisch bereit zu stehen haben, um in der Nacht einen Schluck zu trinken, wenn man aufwacht. Auch empfiehlt es sich nachts einen Wecker zu stellen, sodass die Flüssigkeitszufuhr auch in der Nacht gewährleistet werden kann.

- An sehr heißen Tagen, sollten besonders körperlich aktive Personen darauf achten, ausreichend Wasser zu sich zu nehmen, da der Körper viel Flüssigkeit durch das Schwitzen verliert.

- Auch trägt das Trinken von Kokosnusswasser, Gersten- oder Reiswasser bzw. zitrushaltiger Getränke (z.B. Limonade, Tomatensaft, Ananassaft) dazu bei, Harnsteinleiden vorzubeugen.

Welche Getränke sollten bevorzugt getrunken werden, um die Harnsteinbildung zu verhindern?

Es ist empfehlenswert Getränke wie Kokosnuss-, Gersten- oder Reiswasser zu trinken. Aber auch Getränke, die einen hohen Zitratanteil besitzen (Limonade, Tomatensaft, Ananassaft) tragen dazu bei, der Bildung von Harnsteinen vorzubeugen. Dennoch darf nicht vergessen werden, dass mindestens 50% der aufgenommenen Flüssigkeiten Wasser sein sollte.

**Kokusnußwasser und Limonade
können der Steinbildung vorbeugen.**

Welche Flüssigkeiten sollten von Personen mit einem Harnsteinleiden vermieden werden?

Vermeiden Sie es Grapefruit-, Cranberry- und Apfelsaft zu trinken. Auch auf starken Tee, Kaffee, Kakao, gezuckerte Softdrinks (z.B. Cola) und alkoholische Getränke einschließlich Bier sollte verzichtet werden.

2. Schränken Sie Ihre Salzaufnahme ein

- Vermeiden Sie eine sehr salzhaltige Ernährung. Aus diesem Grund sollte auf grüne Gurken, Papad, salzhaltige Snacks usw. verzichtet werden. Eine übermäßige Salz- und Natriumaufnahme kann zu einer erhöhten Kalziumausscheidung führen. Dies erhöht gleichzeitig aber auch das Risiko für die Bildung von Kalziumsteinen. Aus diesem Grund sollte die Natriumaufnahme pro Tag auf 6 Gramm Kochsalz beschränkt werden.

3. Nehmen Sie weniger tierische Eiweiße zu sich

- Ernähren Sie sich weitestgehend vegetarisch und meiden Sie tierische Produkte wie Lamm, Hühnchen, Fisch und Eier. Tierische Produkte enthalten viel Harnsäure (Purine), was das Risiko für die Bildung von Harnsäure- und Kalziumsteine steigen lässt.

4. Achten Sie auf eine ausgewogene Ernährung

- Eine ausgewogene Ernährung, die reich an Gemüse und Obst ist, steigert den Säuregehalt im Körper nicht großartig, sodass auch der Urin nicht sehr sauer wird. Es sollte vor allem Obst, wie Bananen, Ananas, Heidelbeeren, Kirschen und Orangen, bzw. viel Gemüse (z.B. Karotten, Kürbis, Paprika) gegessen werden. Auch sollte auf ausreichend Ballaststoffe geachtet werden, sodass ausreichend Gersten-, Bohnen- oder Haferprodukte zu sich genommen werden sollten. Auch Flohsamen ist empfehlenswert.

Eine reduzierte Salzaufnahme trägt dazu bei, Kalziumsteinen vorzubeugen.

- Im Gegensatz dazu sollte veredelte Nahrungsmittel wie Weißbrot, Pasta und Zucker vermieden werden. Insbesondere Nierensteine werden mit einem erhöhten Zuckerkonsum in Verbindung gebracht.

5. Sonstige Hinweise

- Achten Sie darauf, dass Sie nicht mehr als 1000mg Vitamin C zu sich nehmen. Auch sollten große Mahlzeiten zu später Stunde umgangen werden. Des Weiteren ist es wissenswert, dass Fettleibigkeit ein Risikofaktor für Harnsteinleiden darstellt. Aus diesem Grund sollte u.a. auch eine Adipositas mit einer gesunden und ausgewogenen Ernährung umgangen werden.

Besondere Maßnahmen

1. Zur Vermeidung von Kalziumsteine:

- Ernährung: Die Annahme, dass Patienten mit Nierensteinen auf kalziumhaltige Produkte verzichten müssten, ist falsch. Vielmehr sollte auf eine kalziumreiche Ernährung, einschließlich Milchprodukte, geachtet werden um einer Harnsteinbildung vorzubeugen. Das über die Nahrung aufgenommene Kalzium bindet Oxalat und wird ausgeschieden. Infolgedessen ist die Resorption von Oxalat aus dem Darm reduziert, wodurch automatisch auch das Risiko für die Nierensteinbildung abnimmt.

- Vermeiden Sie hingegen auch Kalziumergänzungspräparate, denn zu viel Kalzium kann wiederum die Harnsteinbildung fördern. Erst wenn eine zusätzliche Kalziumgabe aus medizinischen Gründen notwendig wird, sollte dieses zu den Mahlzeiten eingenommen werden, um so das Steinbildungsrisiko zu verringern.

- Medikamente: Thiaziddiuretika sind hilfreich, um Kalziumsteinen vorzubeugen.

Man darf nicht außer Acht lassen, dass eine eingeschränkte Kalziumaufnahme, die Bildung von Nierensteinen fördert!

---

2. Zur Vermeidung von Oxalatsteinen:

- Menschen mit Kalziumoxalatsteinen sollten Lebensmittel, die viel Oxalat enthalten, in ihrem Speiseplan limitieren. Zu den Nahrungsmitteln, die reich an Oxalat sind, gehören:

- Gemüse: Spinat, Rhabarber, Okra (auch als Gemüse-Eibisch bekannt), Zuckerrüben und Süßkartoffeln

- Obst und getrocknete Früchte: Erdbeeren, Himbeeren, Sapodilla, Amla (indische Stachelbeeren), Granatäpfel, Trauben, Feigen, Cashew-Nüssen, Erdnüssen, Mandeln und Trockenobst

- Weitere Lebensmittel: Grüner Pfeffer, Obstkuchen, Marmelade, dunkle Schokolade, Erdnussbutter, sojahaltige Lebensmittel und Kakao

- Getränke: Grapefruitsaft, Cola und stark bzw. schwarzer Tee

3. Zur Vermeidung von Harnsäuresteinen:

- Auf jegliche alkoholische Getränke verzichten

- Nahrungsmittel, die einen hohen tierischen Eiweißgehalt aufweisen, sollten gemieden werden. Dazu zählen z.B. Innereien (Gehirn, Leber, Niere), Fisch (Sardellen, Sardinen, Hering, Forelle und Lachs), Schwein, Huhn, Rindfleisch und Eier

- Essen Sie nicht zu viele Hülsenfrüchte, wie Bohnen oder Linsen. Auch auf süßes Brot und Gemüsearten wie Pilze, Spinat, Spargel oder Blumenkohl sollte verzichtet werden.

- Auf fetthaltige Lebensmittel wie Salat-Dressings, Eis und frittierten Lebensmitteln sollte ebenfalls weitestgehend verzichtet werden.

- Medikamente: Allopurinol trägt zu einer Verminderung der Harnsäuresynthese bei, wodurch die über die Niere laufende Harnsäureausscheidung vermindert wird. Des Weiteren hilft

> **Eine ausreichende Flüssigkeitszufuhr hilft, viele kleine Steine über den Urin aus dem Körper zu spülen.**

Kaliumzitrat den Urin basisch zu halten, was wichtig ist, denn Harnsäuresteine können sich nur in sauren Milieus bilden.

- Sonstige Maßnahmen: Gewichtsreduktion

Die Behandlung von Harnsteinen

Faktoren, die die Behandlung von Harnsteinen maßgeblich bestimmen, hängen von dem Schweregrad der Symptome, der Größe, Form und Lage der Steine, das eventuelle Vorhandensein einer Harnwegsinfektion bzw. einer Harnwegsobstruktion ab. Man unterscheidet hauptsächlich zwischen der konservativen Behandlung und einem chirurgischen Eingriff.

1. Die konservative Behandlung

Sehr viele Harnsteine sind sehr klein und weisen einen geringen Durchmesser als 5 mm auf. Somit sind sie klein genug, um auf natürlichem Wege ausgeschieden werden zu können, was wiederum 3-6 Wochen dauern kann. Das Ziel der konservativen Behandlungsmethode ist das Lindern der Symptome und das Ausscheiden des Steines zu fördern, ohne, dass ein chirurgischer Eingriff nötig wird.

Sofortige Behandlung von Nierensteinen

Um die unerträglichen Schmerzen des Patienten zu lindern, wird ihm intramuskulär oder intravenös Schmerzmittel, die zur Gruppe der nichtsteroidalen Antirheumatika gehören, oder Opioide gegeben. Zur Linderung der Schmerzen reichen auch orale Schmerzmittel oftmals schon aus.

Eine ausreichende Flüssigkeitsaufnahme

Bei Patienten mit schweren Schmerzen sollte die Flüssigkeitsaufnahme mäßig sein aber nicht zu hoch, da dies die Schmerzen zusätzlich

> Bei mehr als 50% der Patienten kommt es zu einem erneuten Harnsteinleiden, wenn diese Problematik erst einmal aufgetreten ist. Aus diesem Grund ist es so wichtig, dass vorbeugende Maßnahmen auch befolgt werden.

verstärken könnte. Daher sollte vor allem in den schmerzfreien Zeiten viel getrunken werden. Das Trinken von 2-3 Liter Wasser pro Tag trägt dazu bei, dass der Stein auf natürlichem Wege ausgeschieden werden kann. Hierbei darf jedoch nicht vergessen werden, dass Bier als ein Therapeutikum zur vermehrten Flüssigkeitsaufnahme zählt. Patienten, die auch an schweren Nierenkoliken leiden, die in Verbindung mit Übelkeit, Erbrechen und Fieber stehen, müssen zusätzlich eine Kochsalzlösung über den tropf verabreicht bekommen, um den Flüssigkeitsverlust auszugleichen. Letztendlich werden die Patienten darum gebeten, ihren Harnstein aufzuheben, sodass dieser chemisch analysiert werden kann. Eine einfache Methode, um den Stein nicht zu verlieren, ist, durch ein Sieb zu urinieren.

Weitere Maßnahmen

Die Aufrechterhaltung eines gesunden pH-Wertes des Urins ist unerlässlich. Medikamente wie Kalziumkanal-Blocker oder Alpha-Blocker verhindern einen Spasmus der Muskulatur der Harnleiter, was das Ausscheiden des Steines erleichtert. Des Weiteren müssen Symptome wie Übelkeit, Erbrechen und Harnwegsentzündungen behandelt werden. Auch empfiehlt es sich alle präventiven Maßnahmen (Ernährung, Medikamente) zu beachten, die bereits vorgestellt worden sind.

2. Chirurgischer Eingriff

Es gibt verschiedene chirurgische Vorgehensweisen, die bei einem Nierensteinleiden Anwendung finden können, wenn eine konservative Behandlungsmethode nicht erfolgsversprechend ist.

Die am Häufigsten verwendeten chirurgischen Methoden sind extrakorporale Stoßwellenlithotripsie (ESWL), perkutane

---

Bei der Lithotripsie handelt es sich um die am Häufigsten angewandte nicht-operative Behandlungsmethode bei Nierensteinen.

Nephrolitholapaxie (PNL), Ureteroskopie und in seltenen Fällen eine offene Operation. Diese Techniken stehen nicht in Konkurrenz zueinander, sondern ergänzen sich gegenseitig. Der Urologe entscheidet, welche Methode am geeignetsten für den jeweiligen Patienten ist.

Welcher Patient mit einem Harnsteinleiden muss chirurgisch behandelt werden?

Die Mehrheit der Patienten mit kleinen Steinen können erfolgreich mit der konservativen Methode behandelt werden. Dennoch kann es sein, dass eine Operation notwendig wird, um den Harnstein zu entfernen. Dieser Fall tritt ein, wenn:

- der Stein immer wiederkehrende oder sehr starke Schmerzen auslöst und es nicht schafft in einer angemessenen Zeit auf natürlichem Weg den Körper zu verlassen.

- der Stein zu groß ist, als dass er es alleine schaffen könnte.

- der Stein den Urinfluss behindert und den Nieren somit Schäden verursacht.

- der Stein immer wieder Harnwegsinfekte oder blutigen Urin verursacht.

Eine sofortige Operation wird notwendig, wenn es bei Patienten zu einem Nierenversagen aufgrund einer Verlegung der Harnwege durch den Harnstein kommt, unabhängig davon ob hiervon nur eine oder sogar beide Nieren betroffen sind.

1. Die extrakorporale Stoßwellenlithotripsie (ESWL)

Bei der extrakorporalen Stoßwellenlithotripsie, kurz ESWL, handelt es sich um die effektivste und am Häufigsten angewandte Methode bei Nierensteinen. Diese Variante des chirurgischen Eingriffs eignet sich besonders gut bei Nierensteinen, die kleiner als 1,5 cm groß sind, und bei Steinen in den oberen Harnleitern.

> **Steine, die den Harnabfluß verlegen, müssen entfernt warden.**

Bei der ESWL zertrümmern hochkonzentrierte Stoßwellen oder Ultraschwellen, die ein sogenannter Lithotripter aussendet, die Harnsteine. Diese zerfallen in viele kleine Teile, sodass sie leicht über den Urin ausgeschieden werden können. Nach diesem Eingriff wird der Patient angehalten viel Wasser zu trinken, sodass die Steintrümmer leicht ausgeschieden werden können. Wenn im Anschluss der ESWL eine Blockade der Harnleiter durch ein größeres Steinfragment erwartet wird, legt man einen speziellen elastischen Plastikschlauch in den Harnleiter um eine Blockade zu vermeiden.

Bei der Lithotripsie handelt es sich im Allgemeinen um einer sichere Methode. Komplikationen, die im Zuge einer solchen Operation auftreten können, sind: blutiger Urin, Harnwegsinfektionen, eine unvollständige Steinentfernung (sodass gegebenenfalls mehrere Eingriffe nötige werden), eine unvollständige Steinzertrümmerung (was zu einem Harnwegverschluss führen kann), Schäden an den Nieren und Bluthochdruck.

Vorteilhaft an einer Lithotripsie ist zu bewerten, dass keine stationäre Aufnahme im Krankenhaus, Anästhesie oder große Schnitte notwendig werden. Die Schmerzen bei dieser Methode sind minimal, sodass sich dieses Verfahren für Patienten aller Altersgruppen eignet.

Die Anwendung der Lithotripsie wird jedoch nicht bei sehr großen Steinen und adipösen Patienten empfohlen. Auch bei einer Schwangerschaft und bei Patienten, die an schweren Infekten, Bluthochdruck oder einer distale Obstruktion der Harnwege leiden und Gerinnungsstörungen haben, sollte auf diese Behandlungsmethode verzichtet werden. Nach einer Lithotripsie sollten regemäßig Nachsorgeuntersuchungen erfolgen, ebenso wie auf eine strenge Einhaltung der präventiven Maßnahmen geachtet werden sollte, um einem erneuten Harnsteinleiden vorzubeugen.

Harnsteine, die im mittleren oder unteren Teil der Harnleiter lokalisiert sind, können erfolgreich mit einem Urethroskop entfernt werden, ohne das eine große Operation notwendig wird.

---

2. Perkutane Nephrolithotomie oder Nephrolitholapaxie (PNL)

Bei der Perkutanen Nephrolithotomie, kurz PNL, handelt es sich um eine effektive Methode zur Entfernung mittelgroßer bis großer Nieren- oder Harnleitersteinen, die größer als 1,5cm sind. Die PNL findet am häufigsten Anwendung, wenn andere Behandlungsmethoden, wie die Ureteroskopie oder Lithotripsie, gescheitert sind.

Bei diesem Verfahren bekommt der Patient eine Vollnarkose, bevor der Urologe einen winzigen Schnitt am Rücken setzt, um einen schmalen Kanal von der Haut bis zu den Nieren herstellen zu können, wobei das Vorgehen ständig über den Ultraschall kontrolliert wird. Um die nötigen Instrumente in diesen Kanal einführen zu können, muss dieser zuerst geweitet werden. Letztendlich nutzt der Urologe ein Instrument, das als Nephroskop bezeichnet wird, womit er die genaue Lage des Steines auffinden kann bevor er ihn zertrümmert. Handelt es sich um einen sehr großen Harnstein werden hochfrequente Schallwellen zur Zertrümmerung genutzt, bevor die Steinfragmente im Anschluss entfernt werden.

Im Allgemeinen handelt es sich auch bei der PNL um ein sicheres Verfahren. Denn können auch im Zuge dieser Methode Risiken und Komplikationen, wie auch bei jeder anderen Operation auftreten. Mögliche Komplikationen sind beispielsweise Blutungen, Infektionen, Verletzungen anderer Bauchorgane, wie dem Darm, dem Harnsystem, oder kann zu einem Hydrothorax kommen. Der größte Vorteil einer PNL stellt die Notwendigkeit eines einzelnen, sehr kleinen Schnitts dar, der nur ca. 1 cm beträgt. Bei allen Harnsteinleiden gilt die PNL als eine sichere Methode, um alle Harnsteine mit einem einmaligen Eingriff zu entfernen. Auch verkürzt sich die Behandlungsdauer in den Krankenhäusern bzw. ist der Heilungsprozess beschleunigt, wenn es zur Anwendung der PNL kommt.

> **Die PNL gilt als das wirksamste Verfahren zurEntfernung von mittelgroßen und großen Nierensteinen.**

3. Ureteroskopie (URS)

Die Ureteroskopie stellt eine sehr erfolgreiche Behandlungsvariante von Harnsteinen, die sich im mittleren oder unteren Teil der Harnleiter befinden, dar. Unter Narkose führt man ein Urethroskop, eine Art sehr flexibler Schlauch mit einer Kamera, über die Harnröhre, in die Blase bis hoch zu den Harnleitern ein.

Über die Kamera des Urethroskops kann der Stein lokalisiert werden und abhängig von seiner Größe und dem Durchmesser des Harnleiters entscheidet man, ob der Stein entfernt oder zertrümmert wird. Handelt es sich um einen kleinen Stein, kann dieser mit einer Art Zange gegriffen und somit entfernt werden. Ist der Stein jedoch zu groß, um im Ganzen entfernt zu werden, muss er zuerst in einzelne Fragmente mit Hilfe der pneumatischen Lithotripsie zertrümmert werden. Diese kleineren Steinstücke werden dann auf natürlichem Wege über den Urin ausgeschieden. Nach dieser Operation können die Patienten noch am selben Tag das Krankenhaus wieder verlassen und müssen sich noch 2-3 Tage schonen, bevor sie ihren Alltag wie gewohnt nachgehen können.

Vorteilhaft an dieser Methode ist zu bewerten, dass selbst sehr harte Steine zertrümmert werden können, ohne dass Schnitte erforderlich werden. Auch kann dieses Verfahren sicher bei Schwangeren, übergewichtigen Patienten oder Personen mit Gerinnungsstörungen angewendet werden.

Dennoch bestehen auch bei der Ureteroskopie einige Komplikationen, wie sie auch bei jedem anderen chirurgischen Eingriff vorkommen. Mögliche Komplikationen, die auftreten können, sind blutiger Urin, Harnwegsinfektionen, Perforation der Harnleiter und die Bildung von Narbengewebe, das den Durchmesser der Harnleiter (Ureterstenose) verengt.

Eine offene Operation wird nur noch bei sehr wenigen Patienten, die sehr große Harnsteine haben, oder wenn andere Behandlungsmethoden keine gewünschten Erfolg gebracht haben, eingesetzt.

4. Offene Operation

Eine offene Operation ist eine invasive Methode, die als schmerzhafteste Behandlungsvariante bei Harnsteinleiden Anwendung finden kann. Patienten müssen hiernach noch 5-7 Tage im Krankenhaus bleiben.

Aufgrund der Verfügbarkeit neuster Technologien, wird die offene Operation nur noch selten angewandt. Heutzutage greift man nur noch auf die offene Operation zurück, wenn die Fälle sehr kompliziert sind oder es sich um ein sehr schweres Harnsteinleiden handelt, was jedoch sehr selten der Fall ist.

Ein unumstößlicher Vorteil der offenen Operation ist die komplette Entfernung aller Steine, die mit einem Eingriff möglich wird. Gerade in Entwicklungsländern, in welchen die Ressourcen nur begrenzt zur Verfügung stehen, stellt die offene Operation eine effiziente und kostengünstige Behandlungsmethode von Harnsteinleiden dar.

Wann sollte ein Patient mit einem Harnsteinleiden einen Arzt aufsuchen?

Patienten mit einem Harnsteinleiden sollten umgehend einen Arzt aufsuchen, wenn:

- starke Schmerzen im Unterleib auftreten, die auch nicht mit Medikamenten gelindert werden können.
- starke Übelkeit und schweres Erbrechen eine ausreichende Flüssigkeitsaufnahme sowie die Medikamenteneinnahme behindert.
- Fieber, Schüttelfrost und Brennen beim Wasserlassen mit Schmerzen im Unterleib auftreten.
- blutiger Urin auffällt.
- der Urinfluss behindert ist.

Kapitel 20
Benigne (gutartige) Prostatahyperplasie

Die Prostata, auch Vorsteherdrüse genannt, kommt nur bei Männern vor. Eine Vergrößerung dieser kann bei älteren Männern zu Problemen beim Wasserlassen führen. Mit der steigenden Lebenserwartung, nimmt auch die Anzahl der Patienten, die von einer benignen Prostatahyperplasie, kurz BPH, betroffen sind, zu.

Was ist die Prostata und was macht sie?

Bei der Vorsteherdrüse handelt es sich um ein sehr kleines Organ, dass etwa die Größe einer Walnuss hat, und zu, den Geschlechtsdrüsen der Männer gehört.

Die Prostata sitzt unterhalb der Blase bzw. genau vor dem Rektum und umschließt den Anfang der Harnröhre. Infolgedessen verlaufen also die ersten 3 cm der Harnröhre durch die Prostata.

Die Vorsteherdrüse gehört zu den männlichen Geschlechtsdrüsen und produziert das Prostatasekret, das während einer Ejakulation die Spermien ernährt und in die Harnröhre transportiert.

Was versteht man unter der benignen Prostatahyperplasie?

Benigne ist ein Synonym für „gutartig", was bedeutet, dass diese Problematik harmlos ist und nicht durch einen Tumor verursacht wird.

Prostata lokalisiert den Ort des Geschehens: die Vorsteherdrüse ist betroffen

Hyperplasie bedeutet Vergrößerung.

Zusammenfassend kann man sagen, dass es sich bei der bBenignen Prostatahyperplasie um eine Vergrößerung der Prostata handelt, die nicht durch eine Tumorerkrankung hervorgerufen wird, und bei fast allen

---

Die benigne Prostatahyperplasie ist eine Erkrankung, die bei älteren Männern auftritt.

älteren Männern auftritt. Mit zunehmendem Alter, vergrößert sich die Prostata langsam. Diese vergrößerte Vorsteherdrüse drückt dann die Harnröhre ab, wodurch der Urinfluss behindert wird, was wiederum Probleme beim Wasserlassen verursacht. Aufgrund der Verengung der Harnröhre, kann der Urin nur langsam und mit weniger Druck fließen.

Symptome der benignen Prostatahyperplasie

Die Symptome der BPH treten in der Regel nach dem 50.Lebensjahr auf. Mehr als die Hälfte aller 60Jährigen bzw. 90% der Männer, die zwischen 70 und 80Jahre alt sind, leiden an den Symptomen einer gutartigen Vergrößerung der Prostata. In den meisten Fällen treten die Beschwerden nur sehr allmählich auf, und nehmen dann über die Jahre zu. Die klassischen Symptome der BPH sind:

- Häufiges Wasserlassen, vor allem in der Nacht (Dies ist in dem meisten Fällen ein sehr frühes Symptom.)

- Abschwächung des Urinstrahls

- Schwierigkeiten mit dem Wasserlassen zu beginnen, obwohl die Blase gefüllt ist

- das Bedürfnis sofort Wasserlassen zu müssen, was sehr plötzlich auftritt und am lästigsten ist

- das Wasserlassen wird als sehr anstrengend empfunden

- Unterbrechung des Urinflusses

- Nachträufeln von Urin nachdem bereits uriniert worden ist, was dazu führen kann, dass die Unterwäsche feucht wird

- Inkomplette Leerung der Blase

Komplikationen der benignen Prostatahyperplasie

Eine schwergradige BPH kann bei einigen Patienten über lange Zeit zu

---

Die benigne Prostatahyperplasie verursacht einen schwachen Urinstrahl und das Bedürfnis häufig Wasser zu lassen, insbesondere in der Nacht.

---

ernsthaften Problemen führen, wenn keine Behandlung erfolgt. Häufige Komplikationen, die im Rahmen der BPH auftreten, sind:

- Akuter Harnverhalt: eine unbehandelte schwere BPH kann über lange Zeit zu einer plötzlichen, kompletten und oftmals auch schmerzhaften Blockade des Urinflusses führen, was auch als akuter Harnstau bezeichnet wird. Diesen Patienten müssen katheterisiert werden, sodass über den Katheter der Urin aus der Blase abgeleitet werden kann.

- Chronischer Harnverhalt: Kommt es zu einer teilweisen Blockade des Urinflusses über einen ausgedehnten Zeitraum, kann sich ein chronischer Harnverhalt entwickeln. Dieser chronische Harnstau wird nicht von Schmerzen begleitet, sodass diese Problematik ehr durch einen vermehrten Restharn auffällt. Als Restharn bezeichnet man die Urinmenge, die nach dem Wasserlassen gewöhnlicher Weise in der Blase zurückgehalten wird. Somit sind eine nicht vollständig entleerte Harnblase sowie das ständige aufsuchen einer Toilette, da nur sehr kleine urinmengen abgegeben werden können, häufige Merkmal des chronischen Harnverhalts.

- Schäden an den Nieren oder der Blase: Ein chronischer Harnverhalt führt zu einer dauerhaften Dehnung der Muskulatur, die die Blase auskleidet. Infolgedessen wird die Muskulatur geschwächt und kann nicht mehr zuverlässig kontrahieren. Das vergrößerte Restharnvolumen führt weiterhin zu einem erhöhten Druck in der Blase. Ein hoher Blasendruck kann dazu führen, dass der Urin über die Harnleiter zurück in die Nieren fließt, was letztendlich ein Nierenversagen hervorrufen kann.

- Harnwegsinfektionen und Blasensteine: Die Unfähigkeit, die Blase

---

Die rektal-digitalen Untersuchung und der Ultraschall sind die beiden wichtigsten Untersuchungsmethoden hinsichtlich der Diagnosestellung einer benignen Prostatahyperplasie.

---

vollständig zu entleeren, erhöht das Risiko für eine Harnwegsinfektion und die Bildung von Harnsteinen.

- Man darf jedoch nicht vergessen, dass die benigne Prostatahyperplasie das Risiko für Prostatakrebs nicht erhöht.

Die Diagnose der benignen Prostatahyperplasie

Wenn das Anamnesegespräch und die vom Patienten geschilderten Symptome den Verdacht einer benignen Prostatahyperplasie erwecken, werden die folgenden Untersuchungen durchgeführt, um eine Vergrößerung der Vorsteherdrüse zu bestätigen oder auszuschließen.

Die rektale Untersuchung

Bei dieser Untersuchungsmethode, führt der Arzt seinen Finger vorsichtig in das Rektum des Patienten ein, wobei er selbstverständlich Handschuhe trägt. Über die Rektumwand kann er dann die Oberfläche der Prostata abtasten, was dem Arzt eine Vorstellung über die Größe und Beschaffenheit der Prostata gibt.

Bei einer benignen Prostatahyperplasie fällt bei der rektal-digitalen Untersuchung eine vergrößerte, weiche und eine druckfeste Konsistenz auf. Dem gegenüber deutet eine harte, knötchenförmige und sich unregelmäßig anfühlende Prostata auf Prostatakrebs oder eine Verkalkung der Prostata hin.

Ultraschall und eine Untersuchung des Restharnvolumens

Auch mithilfe des Ultraschalls kann die Größe der Prostata bestimmt werden. Weiterhin können hierbei auch bösartige Veränderungen sowie eine Weitung der Harnleiter, vergrößerte Nieren sowie Abszesse festgestellt werden.

Die Ultraschallaufnahmen werden auch dazu genutzt, um festzustellen, wie viel Restharn nach dem Wasserlassen in der Harnblase verbleibt.

> **Die Untersuchung des Blutes hinsichtlich des Prostataspezifischen Antigens (PSA) ist die wichtigste Untersuchungsmethode, die zur Diagnosestellung von Prostatakrebs beiträgt.**

Beträgt das Restharnvolumen weniger als 50 ml deutet dies auf eine adäquate Blasenentleerung hin. Befinden sich aber mehr als 100-200 ml Restharn nach dem Wasserlassen immer noch in der Blase, müssen weitere Untersuchungen erfolgen.

International Prostate Symptom Score (IPSS)

Der International Prostate Symptom Score (IPSS), der auch als AUA Symptom Score (AUA= American Urological Association) bezeichnet wird, hilft bei der Diagnosestellung der benignen Prostatahyperplasie. Hierbei handelt es sich um einen Fragenkatalog, der Fragen bezüglich typischer Symptome hinsichtlich der benignen Prostatahyperplasie enthält, umso die Probleme der Männer einschätzen zu können. Aufgrund der Bepunktung der Symptome kann der Schweregrad der Probleme beim Wasserlassen eingeschränkt werden.

Laboruntersuchungen

Laborchemische Untersuchungen allein helfen nicht bei der Diagnosestellung einer BPH. Dennoch tragen sie dazu bei, damit in Verbindung stehende Komplikationen festzustellen und andere Krankheiten, die ähnliche Beschwerden verursachen, auszuschließen. Der Urin wird hinsichtlich Infektionen untersucht, während man sich das Blut vor allem anschaut, um Auskunft über die Leistungsfähigkeit der Nieren zu erhalten.

Die Untersuchung des Blutes hinsichtlich des Prostataspezifischen Antigens (PSA) ist ein spezielles Untersuchungsverfahren, um Prostatakrebs ausschließen zu können.

Weitere Untersuchungen

Weitere Untersuchungsmethoden die hinsichtlich der Diagnosestellung einer BPH durchgeführt werden sind Uroflowmetrie, Urodynamische

Viele Symptome, die eine Tumorerkrankung der Prostata verursacht, ähneln denen einer benignen Prostatahyperplasie. Aus diesem Grund sind sehr gründliche Untersuchungen notwendig, um eine exakte Diagnose stellen zu können.

Messungen, Zystoskopie, Prostatabiopsie, ein intravenöses Pyelogramm oder ein Urogramm sowie retrograde Pyelographie.

Kann eine Person, die die klassischen Symptome einer benignen Prostatahyperplasie hat, auch Prostatakrebs haben? Wie wird Prostatakrebs diagnostiziert?

Ja. Viele Symptome einer benignen Prostatahyperplasie und eines Prostatatumors sind sich ähnlich, sodass man hinsichtlich der klinischen Zeichen, nicht zwischen diesen beiden Erkrankungen unterscheiden kann. Trotzdem darf man nicht vergessen, dass die BPH in keiner Beziehung zu einer Tumorerkrankung der Prostata steht. Drei wichtiges Untersuchungsmethoden, die für die Diagnose eines Prostatakrebs notwendig werden, sind die rektal-digitale Untersuchung, eine Blutuntersuchung hinsichtlich dem Vorhandensein des Prostataspezifischen Antigens und eine Prostatabiopsie.

Die Behandlung einer benignen Prostatahyperplasie

Der Schweregrad der Symptome, d.h., wie das stark die Erkrankung den Patienten in seinem Alltag aufgrund der daraus resultierenden Symptome einschränkt, bestimmt die Behandlungsmethode der BPH. Die Ziele der Therapie sind in erster Linie die Minderung der Beschwerden, eine Verbesserung der Lebensqualität, eine Reduzierung des Restharnvolumens sowie die Vorbeugung von Komplikationen.

Drei verschiedene Behandlungsmöglichkeiten bei einer BPH sind:

1. Umsichtiges warten und Veränderung des Lebensstils (keine Behandlung)

2. Medikamentöse Behandlung

3. Chirurgischer Eingriff

Eine benigne Prostatahyperplasie muss bei milden Symptomen nicht sofort medikamentös behandelt werden. Betroffene sollen zunächst abwarten und ihren Lebensstil verändern.

---

1. Umsichtiges warten und Veränderung des Lebensstils (keine Behandlung)

Bei Männern, die nur sehr milde Symptome aufweisen oder denen die Symptome nicht weiter einschränken, rät man in der Regel abzuwarten ohne dass eine weitere Behandlung erfolgt. Dennoch bedeutet das empfohlene umsichtige warten nicht, dass man einfach nur abwartet und nichts gegen die Symptome unternimmt. Während des Abwartens, werden die Männer dazu angehalten, bestimmte Änderungen in ihrem Lebensstil zu vollziehen, um so die Symptome reduzieren zu können. Auch sollten jährlich Kontrolluntersuchungen erfolgen, sodass man die BPH in den Augen behält, sodass eine Einschätzung bezüglich einer Verbesserung oder Verschlechterung der Symptome erfolgen kann.

- Ändern Sie Ihre Gewohnheiten bezüglich des Wasserlassens und Ihrer Flüssigkeitsaufnahme

- Entleeren Sie Ihre Blase regelmäßig. Vermeiden Sie es nicht für lange Zeit auf Toilette zu gehen, wenn Sie Harndrang verspüren.

- Urinieren Sie zweimal, d.h. entleeren Sie ihre Blase zuerst wie gewohnt ganz entspannt. Dann warten Sie einige Minuten und probieren Sie danach noch einmal Wasserzulassen. Vermeiden Sie hierbei jedoch ein Pressen oder angesträngtes drücken zur Blasenentleerung.

- Vermeiden Sie es abends alkohol- oder koffeinhaltige Getränke zu sich zu nehmen. Beide Getränke können den Muskeltonus der Blase beeinflussen, ebenso wie sie beide die Harnproduktion in den Nieren stimulieren, was zu einem vermehrten Harndrang in der Nacht führen kann.

- Vermeiden Sie eine enorm hohe Flüssigkeitsaufnahme. Weniger als 3 Liter pro Tag reichen aus. Auch sollten Sie nicht sehr viel Wasser

---

Schwere Symptome einer benignen Prostatahyperplasie, ein Harnstau und immer wiederkehrende Harnwegsinfektionen erfordern einen chirurgischen Eingriff.

---

mit einem mal trinken. Es empfiehlt sich ehr, kleinere Mengen über den Tag verteilt zu trinken.

- Trinken Sie nicht mehr allzu viel vor dem zu Bett gehen

- Erwerben sie keine freiverkäuflichen Erkältungsmedikamente, die Dekongestiva oder Antihistaminika enthalten. Diese Substanzen können zu einer Verschlechterung der Symptome beitragen und einen Harnverhalt verursachen.

- Verändern Sie die Zeiten, zu denen Sie hHarntreibende Medikamente (z.B. Diuretika) einnehmen.

- Halten Sie sich stets warm und treiben Sie regelmäßig Sport. Kaltes Wetter sowie zu wenig Bewegung können zu einer Verschlechterung der Symptome führen.

- Machen Sie Beckenbodentraining. Dies ist eine sehr effektive Methode um Inkontinenz zu vermeiden. Beckenbodentraining strafft die Muskeln des Beckenbodens und der Blase, was den Schließmuskel in seiner Arbeit unterstützt. Dieses Training besteht setzt sich aus einem sich wiederholenden anspannen und entspannen der Beckenbodenmuskulatur.

- Versuchen Sie regelmäßig zu bestimmten Zeiten ihre Blase zu entleeren, wobei sie das Wasserlassen nicht durch Pressen erzwingen sollen.

- Behandeln Sie Verstopfungen.

- Vermeiden Sie Stresssituationen. Nervosität und Anspannung führen zu einem vermehrten Harndrang.

2. Medikamentöse Behandlung

Medikamente werden am häufigsten eingesetzt, um leichte bis mäßige Symptome zu lindern. Bei zwei Drittel der betroffenen Männer tragen

---

**Die effektivste und verbreitetste
Behandlung der BPH ist die TURP.**

Medikamente wesentlich dazu bei, die hauptsächlichen Beschwerden zu lindern. Man unterscheidet zwischen zwei Arzneiklassen, die bei einer vergrößerten Prostata Anwendung finden können: Alpha-Blocker und Antiandrogene (5-Alpha-Reduktase-Inhibitoren).

- Alpha-Blocker: Hierbei handelte s sich um verschreibungspflichtige Substanzen, die die Muskulatur in und um die Prostata herum entspannen, den Patienten von einer Harnwegsobstruktion befreien und dem Urin den Durchgang durch die Gefäße erleichtern. Die häufigsten Nebenwirkungen der Alpha-Blocker sind leichte Kopfschmerzen, Schwindel und Müdigkeit. Typische Beispiele für diese Medikamentenklasse sind: Tamsulosin, Alfuzosin, Terazosin und Doxazosin.

- 5-Alpha-Reduktase-Inhibitoren: Dies sind Medikamente (z.B. Finasterid oder Dutasterid), die eine Verkleinerung der Vorsteherdrüse bewirken können. Diese Medikamente verbessern den Urinfluss und vermindern die Beschwerden, die im Rahmen einer benignen Prostatahyperplasie auftreten. Bei diesen Medikamenten muss man beachten, dass sie nicht so schnell wirken, wie die Alpha-Blocker, sodass eine Verbesserung der Symptome erst sechs Monate nach Behandlungsbeginn zu beobachten ist. Am besten eignen sich diese Medikamente für Männer, die an einer sehr schweren Prostatavergrößerung leiden. Die am häufigsten auftretende Nebenwirkung von 5-Alpha-Redukatse-Inhibitoren sind Probleme bei der Erektion und Ejakulation, ein vermindertes sexuelles Verlangen und Impotenz.

- Eine kombinierte Therapie: Alpha-Blocker sowie die 5-Alpha-Reduktase-Inhibitoren haben unterschiedliche Wirkungsmechanismen, besitzen aber einen additiven Effekt, wenn

---

Die TURP wird unter Spinalanästhesie durchgeführt. Dabei ist der Patient bei Bewusstsein, daher ist der Krankenhausaufenthalt kürzer.

---

beide Medikamente gleichzeitig gegeben werden. Infolgedessen führt eien Kombination dieser beiden Medikamente zu einer deutlich besseren Linderung der Symptome der BPH, als die Gabe nur eines Medikamentes. Diese Therapieform empfiehlt sich vor allem bei Männern, die an sehr starken Symptomen leiden, eine sehr stark vergrößerte Prostata haben und bei denen auch mit der höchsten Dosis von Alpha-Blockern keine Verbesserung der Beschwerden erzielt werden konnte.

3. operativer Eingriff

Ein chirurgischer Eingriff wird bei Patienten empfohlen, die:

- Unter mäßige bis schwere Symptomen leiden, die sich auch nicht mit Medikamenten lindern lassen.

- Von einem akuten Harnverhalt betroffen sind.

- An immer wiederkehrenden Harnwegsinfekten leiden.

- Die ständig blutigen Urin haben.

- Die von einem Nierenversagen, das durch die BPH verursacht worden ist, betroffen sind.

- Die neben der BPH auch Blasensteine haben.

- Die ein zunehmendes Restharnvolumen haben

Letztendlich unterscheidet man auch bei dem chirurgischen Eingriff nochmal nach der Vorgehensweise zwischen minimal-invasive- Eingriffe und den Standardoperationen.

Das am Hhäufigsten angewandte Standardverfahren ist die Transurethrale Resektion der Prostata (TUR). Gegenwärtig werden auch zahlreiche neue Methoden im chirurgischen Bereich entwickelt, die auch auf eine Behandlung von kleinen bis mittelgroßen Vorsteherdrüsen abzielt.

> **Das Risiko einer retrograden Ejakulation und der damit verbundenen Zeugungsunfähigkeit ist geringer als bei der TURP.**

Hierdurch sollen ähnliche Ergebnisse wie mittels der TUR erreicht werden, nur dass die Morbidität sowie die Kosten verringert sind.

Die chirugischen Behandlungsmethoden

Ein häufig eingesetztes chirurgisches Verfahren ist die transurethrale Resektion

Schwere Symptome der BPH: Harnverhal, wiederholte Harnwegsinfekte und Nierenversagen erfordern eine Operation der Prostata (TURP), eine transurethrale Inzision der Prostata (TUIP), oder eine offene Prostatektomie.

1. Transurethrale Resektion der Prostata (TURP)

Eine TURP bleibt der Goldstandard in der Prostatachirurgie und ist erfolgreicher als die medikamentöse Behandlung. Sie beseitigt die Harnabflussstörung in mindestens 85% - 90% der Fälle und die Langzeiterfolge sind sehr gut. Die TURP ist eine minimal-invasive Operation, bei der der Urologe einen Teil der Prostata abträgt, so dass der harn wieder ungehindert abfließen kann. Eine TURP benötigt keinen Hautschnitt, wird aber nur stationär durchgeführt.

Vor der Operation

- Die Operationsfähigkeit muss zuvor sichergestellt werden.

- Der Patient sollte zuvor das Rauchen einstellen, denn Rauchen erhöht das Risiko für post-operative Komplikationen.

- Der Patient muss zuvor die Einnahme Blut-verdünnender Medikamente beenden (Marcumar, Aspirin und Clopidogrel).

Während des Eingriffs

- Eine TURP dauert in der Regel 60 - 90 Minuten.

TUIP ist eine Alternative zur TURP bei Männern mit kleinerer Prostata oder Hochrisikopatienten bei denen eine TURP nicht in Frage kommt.

- Eine TURP wird üblicherweise in Spinalanästhesie durchgeführt. Antibiotika sollen Infektionen verhindern.

- Während der TURP wird ein Instrument in die Harnröhre eingeführt, um Teile der Prostata abzutragen.

- Das Instrument hat Kanäle für Licht und Videokamera, Spülung und eine elektrische Schlinge, um Gewebe abzutragen und um Blutungen zu stillen.

- Das abgetragene Prostatagewebe wird im Labor untersucht, um keinen Prostatakrebs zu übersehen.

Nach der Operation

- Der Krankenhausaufenthalt dauert ca. 2-3 Tage.

- Nach der Operation wird ein Blasenkatheter durch die Harnröhre in die Blase eingelegt.

- Über den Katheter wird die Blase für 12-24 Stunden mit Flüssigkeit gespült.

- Über die Blasenspülung werden Blutgerinsel entfernt.

- Sobald kein Blut mehr in der Spüllösung ist, kann der Katheter entfernt werden.

Empfehlungen für die Zeit nach der Operation

- Viel Flüssigkeit trinken.

- Verstopfung vermeiden, ggfs. muss für einige Tage ein Abführmittel eingenommen werden.

- Die blutverdünnenden Medikamente erst nach Rücksprache mit dem Arzt wieder einnehmen.

- Vermeiden von schwerem Heben und anstrengenden Arbeiten für 4-6 Wochen.

Minimal-invasive Eingriffe Vorteile: weniger Risiken und kürzere Krankenhausbe handlung Nachteile: Kosten und geringere Langzeiterfolge

---

- Vermeiden sexueller Aktivitäten für 4-6 Wochen.

- Vermeiden von Alkohol und scharfer Speisen.

Mögliche Komplikationen

- Unmittelbar postoperative Komplikationen sind Blutungen und Harnwegsinfektionen;

- Später auftretende Komplikationen sind eine Verengung (Striktur) der Harnröhre, retrograde Ejakulation, Harninkontinenz und Impotenz.

- Ejakulation von Samen in die Blase (retrograde Ejakulation) ist eine häufige Folge der TURP und tritt in ca. 70% der Fälle auf. Dies beeinträchtigt nicht die Sexualfunktion oder die Libido aber verursacht Zeugungsunfähigkeit.

- Faktoren, die das Risiko für Komplikationen erhöhen sind Übergewicht, Rauchen, Alkoholmissbrauch, Unterernährung und Diabetes.

Nach der Entlassung aus dem Krankenhaus, suchen Sie den Arzt auf, wenn Sie:

- Probleme beim Wasserlassen haben.

- Starke Schmerzen trotz Schmerzmittel persistieren.

- Blut im Urin bemerkt wird.

- Zeichen einer Infektion wie Fieber pder Schüttelfrost auftreten.

2. Transurethrale Inzision der Prostata (TUIP)

Die transurethrale Inzision der Prostata (TUIP) ist eine Alternative zur TURP für Mäner mit einer kleineren Prostata oder einschränkten Allgemeinzustand, die für eine Operation nicht in Frage kommen.

> **Die Einlage eines Stents in die Harnröhre, ist sicher und effektiv wenn Medikamente nicht mehr helfen und keine Operation durchführbar ist.**

Die Vorgehensweise für eine TUIP ist der einer TURP vergleichbar. Es wird aber kein Prostatagewebe entfernt, sondern es werden nur zwei tiefe längliche Einschnitte in die Prostata gemacht. Die Einschnitte erweitern den Raum für die Urinpassage.

Die Vorteile einer TUIP sind der geringere Blutverlust und die selteneren Komplikationen. Der Krankenhausaufenthalt und die Erholungszeit sind kürzer.

Jedoch ist die TUIP weniger effektiv in der anhaltenden Beseitigung von Symptomen und oftmals wird im weiteren Verlauf dennoch eine TURP notwendig. Die TUIP ist bei einer sehr starken Prostatavergrößerung nicht sehr effektiv.

3. Offene Prostatektomie

Die offene Prostatektomie ist eine Operation, bei der die Prostata über einen Hautschnitt am Bauch entfernt wird. Nachdem weniger invasive Eingriffsmöglichkeiten zur Verfügung stehen, kommt sie nur noch selten zur Anwendung.

Eine offene Prostatektomie wird v.a. bei Männern mit sehr starkt vergrößerter Prostata durchgeführt, mit weiteren Problemen, die während der Operation beseitigt werden können.

Minimal-invasive Eingriffe

Minimal-invasive Eingriffsmethoden richten am wenigsten Schaden an. Mit moderner Technologie wird die Prostata mit immer weniger Komplikationen behandelt. Hierbei handelt es sich um die Anwendung von Hitzesonden, Lasersonden, Elektrovaporization, um Prostatagewebe abzutragen. Die Vorteile sind der geringere Blutverlust, die geringere Anästhesie und die selteneren Komplikationen. Der Krankenhausaufenthalt und die Erholungszeit sind kürzer.

Nachteile dieser Methoden sind: die geringere Effektivität gegenüber der TURP, das Risiko 5 oder 10 Jahren doch einen TURP zu benötigen,

> **Die offene Prostataentfernung wird
> nur noch selten durchgeführt.**

die fehlende Möglichkeit das Prostatagewebe histologisch untersuchen zu können und so einen Prostatakrebs mit Sicherheit ausschließen zu können, und fehlende Langzeitstudien.

Weitere minimal-invasive Verfahren sind die transurethrale Mikrowellen-Thermotherapie (TUMT), die transurethrale Nadelablation (TUNA), Wasserinduzierte Thermotherapie (WIT), Prostatastents und transurethrale Lasertherapie.

1. **Transurethrale Mikrowellen-Thermotherapie (TUMT):** Bei diesem Verfahren verwendet man Hitze und Prostatagewebe abzutragen.

2. **Transurethrale Nadelablation der Prostata (TUNA):** Bei diesem Verfahren verwendet man Radiofrequenzenergie um Prostatagewebe abzutragen.

3. **Wasserinduzierte Thermotherapie (WIT):** Bei diesem Verfahren verwendet man heißes Wasser, um Prostatagewebe abzutragen.

4. **Prostatastent:** Bei diesem Verfahren wird ein Stent (Platzhalter) im Bereich der Prostata in die Harnröhre eingelegt, um diese offen zu halten.

5. **Transurethrale Lasertherapie:** Bei diesem Verfahren wird Laserenergie genutzt, um Prostatagewebe abzutragen.

Wann sollte ein Patient mit BPH den Arzt aufsuchen?

Patienten mit BPH sollten den Arzt aufsuchen, wenn:

- Sie nicht mehr Wasser lassen können.

- Urinieren schmerzhaft ist, der Urin riecht, bei Fieber und/oder Schüttelfrost.

- Blut im Urin.

- Bei Harninkontinenz

Kapitel 21
Arzneimittel und Nierenerkrankungen

Häufig rufen bestimmte Medikamente Schäden an den Nieren hervor.

Warum reagieren die Nieren so empfindlich auf Arzneimittel im Vergleich zu anderen Organen des Körpers?

Die zwei wichtigsten Ursachen hierfür sind:

1. Ausscheidung der Medikamente über die Niere: Die Niere ist ein Organ, welches wesentlich an der Ausscheidung von Medikamenten und deren Abbauprodukten beteiligt ist. Während der Arzneimittelausscheidung entstehen aus dem eigentlichen Medikament weitere Abbauprodukte bzw. neue Substanzen, die den Nieren Schäden zufügen können.

2. Starke Durchblutung der Nieren: In jeder Minute fließen 20% des gesamten Blutvolumens durch die Nieren. Das entspricht etwa 1200 ml Blut pro Minute. Von allen Organen unseres Körpers bekommen die Nieren das meiste Blutvolumen bezogen auf ihr Organgewicht. Aufgrund der sehr hohen Durchblutungsrate der Nieren, werden hier in kürzester Zeit größere Mengen von gegebenenfalls nierentoxischen Medikamenten und ihren Abbauprodukten angespült, was letztendlich das Nierengewebe beschädigen kann.

Häufige nierentoxischen Medikamente

1. Schmerzmittel

Für Glieder-, Kopf- und Gelenkschmerzen sowie Fieber stehen verschiedenste freiverkäufliche Medikamente zur Auswahl, die ohne ärztliche Verschreibung eingenommen werden. Aber es sind vor allem diese Arzneimittel, die langfristig zu Nierenschäden führen.

> **Am Häufigsten werden Schäden an den Nieren durch Schmerzmittel verursacht.**

Was sind "NSAR"? Welche Medikamente gehören zu dieser Arzneimittelgruppe?

Nicht-steroidale Antirheumatika (NSAR) sind Medikamente, die häufig zur Behandlung von Schmerzen, Fieber und zur Entzündungshemmung eingesetzt werden. Zu dieser Arzneimittelgruppe gehören u.a.: Aspirin, Diclofenac, Ibuprofen, Indomethacin, Ketoprofen, Nimesulid und Naproxen.

Verursachen NSAR Schäden an den Nieren?

Im Grunde geht keine Gefahr von NSAR aus, sofern die Einnahme in der angemessenen Dosis und unter Aufsicht eines Arztes erfolgt. Dennoch darf nicht vergessen werden, dass die Gruppe der nicht-steroidalen Antirheumatika auf der Liste der nierentoxischen Medikamente auf Platz 2 rangiert.

Wann rufen NASR Schäden an den Nieren hervor?

Das Risiko für NASR induzierte Nierenschäden ist hoch, wenn:

- die Einnahme von NSAR in hohen Dosen über einen längeren Zeitraum ohne Empfehlung des Arztes eingenommen werden.

- über einen längeren Zeitraum ein Präparat eingenommen wird, welches in sich mehrere Medikamente kombiniert (z.B. APC Tabletten beinhalten Aspirin, Paracetamol und Koffein).

- NSAR von Personen im fortgeschrittenen Alter bzw. von Patienten, die an Diabetes oder Nierenversagen leiden, eingenommen werden. Auch im dehydrierten Zustand sollte auf die Einnahme von NASR verzichtet werden.

Welche Schmerzmittel können auch von Patienten mit einer Nierenerkrankung eingenommen werden?

Paracetamol (Acetaminophen) stellt hier eine sichere Variante da.

Selbstmedikation mit Schmerzmitteln ist nicht zu empfehlen.

Viele Herzpatienten bekommen lebenslänglich Aspirin verschrieben. Führt das zu einer Schädigung des Nierengewebes?

Da diesen Patienten in der Regel nur niedrige Dosen von Aspirin verschrieben werden, gibt es hier keine Bedenken.

Sind Schäden an der Niere, die durch die Einnahme von NSAR hervorgerufen wurden, reversibel?

Diese Frage kann sowohl mit "ja", als auch mit "nein" beantwortet werden.

Liegt eine akute Nierenschädigung infolge der Einnahme von NSAR über einen kurzen Zeitraum vor, kann diese Frage mit "Ja" beantwortet werden. In dem Fall wird die Behandlung mit NSAR abgebrochen und eine andere Therapie begonnen.

Irreversible Schäden treten vor allem auf, wenn hohe Dosen NSAR über einen langen Zeitraum (viele Jahre) kontinuierlich eingenommen worden sind, wie es z.B. bei vielen älteren Patienten mit Gelenkbeschwerden der Fall ist. Infolgedessen entwickeln sich langsam, aber stetig, zunehmende Schäden an den Nieren. Ältere Patienten, die jedoch hohe Dosen an NSAR benötigen und sie über viele Jahre hinweg einnehmen müssen, sollten dies unter Empfehlung und Aufsicht eines Arztes machen.

Wie können sich langsam entwickelnde Nierenschäden infolge einer langjährigen NSAR Einnahme frühzeitig diagnostiziert werden?

Der Nachweis von Eiweißen im Urin ist der erste und auch einzige Hinweis auf eine mögliche Schädigung der Nieren aufgrund einer langjährigen NSAR Einnahme. Nimmt die Nierenfunktion zunehmend ab, steigt im Gegenzug der Kreatinin-Spiegel im Blut.

> **Insbesondere Patienten mit Diabetes oder Nierenversagen haben ein erhöhtes Risiko für Arzneimittel induzierte Nierenschäden. Das Gleiche gilt für dehydrierte und ältere Personen.**

Wie kann im Rahmen einer Schmerzmittelbehandlung eine Beschädigung des Nierengewebes vorgebeugt werden?

Einfache Maßnahmen hierfür sind:

- Bei Hochrisikopatienten sollte die Gabe von NSAR vermieden werden.

- Die willkürliche Einnahme von Schmerzmitteln, insbesondere von den Freiverkäuflichen, sollte vermieden werden.

- Wenn die Gabe von NSAR über einen längeren Zeitraum erforderlich ist, sollte dies strikt unter ärztlicher Aufsicht erfolgen.

- Die Dosis und Therapiedauer sollten begrenzt sein und so niedrig wie möglich gehalten werden.

- Die Kombination von verschiedenen Schmerzmitteln über einen längeren Zeitraum sollte vermieden werden.

- Täglich sollten ausreichend getrunken werden. Eine regelmäßige Flüssigkeitszufuhr ist wichtig, um die ordnungsgemäße Blutversorgung der Nieren zu erhalten und Schäden an den Nieren zu vermeiden.

2. Aminoglykoside

Aminoglykoside sind eine Gruppe von Antibiotika. Sie verursachen am Häufigsten Schäden an den Nieren. Diese treten in der Regel 7-10 Tage nach Therapiebeginn auf. Diese Problematik bleibt jedoch oft unerkannt, weil die Urinmenge unverändert bleibt.

Das Risiko, dass Aminoglykoside Nierenschäden hervorrufen, ist erhöht bei: Patienten im fortgeschrittenen Alter, Dehydratation, bestehenden Nierenerkrankungen, Kalium - oder Magnesiummangel, Gabe hoher Dosen über einen längeren Zeitraum, Kombination mit anderen Medikamenten, die Schäden an den Nieren hervorrufen können; Sepsis, Lebererkrankungen oder Herzinsuffizienz.

> Bei Hochrisikopatienten muss die Aminoglykosidgabe mit Vorsicht erfolgen, wobei der Serumkreatinin-Spiegel regelmäßig kontrolliert werden sollte, um eine mögliche Schädigung der Nieren zu vermeiden.

Wie können Schäden an den Nieren durch Aminoglykoside verhindert werden?

Maßnahmen, die dazu beitragen, sind:

- Vorsichtiger Einsatz von Aminoglykosiden bei Hochrisiko-Personen, wobei versucht werden sollte, Risikofaktoren zu minimieren bzw. zu beheben.

- Die benötigte Dosis an Aminoglykosiden sollte einmal täglich im Ganzen eingenommen werden, anstelle sie über den Tag verteilt einzunehmen.

- Die Dosis und Therapiedauer mit Aminoglykosiden sollte optimal an den Patienten angepasst sein.

- Bei bereits bestehenden Nierenproblematiken muss die Dosis des Medikaments angepasst werden.

- Im Zwei-Tage Rhythmus sollte der Serum-Kreatinin-Wert bestimmt werden, umso mögliche Nierenschäden frühzeitig erkennen zu können.

3. Kontrastmittel

Kontrastmittel induzieren oft Nierenschäden. Sie stellen eine häufige Ursache für akutes Nierenversagen von hospitalisierten Patienten dar, wobei diese Schädigung in der Regel reversibel ist.

Die Wahrscheinlichkeit, dass die Kontrastmittelgabe zu einer Schädigung der Nieren führt, ist erhöht, wenn Patienten gleichzeitig von Diabetes, Herzinsuffizienz oder bereits bestehenden Nierenproblemen betroffen sind. Weiterhin ist das Risiko erhöht, wenn der Patient sich in einem dehydrierten Zustand befindet oder zeitgleich weitere nierentoxische Medikamente einnimmt.

> **Es ist ein Irrglaube, dass alle pflanzlichen Arzneimittel unbedenklich für die Nieren sind.**

Es gibt verschiedene Maßnahmen, die den Patienten vor Kontrastmittel induzierten Nierenschäden schützen. Hierbei ist vor allem wichtig, dass so wenig wie möglich an Kontrastmittel verabreicht wird. Außerdem sollten nur nichtionische Kontrastmittel verwendet werden und über die Gabe von Infusionen muss eine ausreichende Hydrierung des Patienten gewährleistet werden.

4. Weitere Arzneimittel

Andere Medikamente, die die Nieren schädigen können, sind andere spezifische Antibiotikaklassen bzw. Medikamente, die im Rahmen der Tumor- und Tuberkulosebehandlung Anwendung finden.

5. Alternative Medizin

- Der Volksglaube, dass alle pflanzlichen Arzneimittel (Ayurvedische Medikamente, chinesische Kräuter etc.) sowie Nahrungsergänzungsmittel unbedenklich sind, ist falsch.

- Bestimmte Arzneimittel dieser Art enthalten Schwermetalle und giftige Substanzen, die wiederum Schäden an den Nieren hervorrufen können.

- Insbesondere Patienten, die von einem Nierenversagen betroffen sind, sollten mit solchen Medikamenten vorsichtig umgehen, da ihre Einnahme für sie gefährlich werden kann.

- Medikamente, die einen sehr hohen Kaliumgehalt aufweisen, können für Patienten mit einem Nierenversagen tödlich sein.

Kapitel 22
Nephrotisches Syndrom

Das Nephrotisches Syndrom is eine häufige Nierenerkrankung, die durch Wassereinlagerung in der Haut, einen starken Verlust von Eiweiß im Urin, niedrige Eiweißspiegel im Blut und hohe Cholesterinspiegel gekennzeichnet ist. Das Nephrotische Syndrom kann in jedem Alter auftreten ist aber bei Kindern häufiger als bei Erwachsenen. Das Nephrotische Syndrom spricht oftmals gut auf die Behandlung an, kann aber nach Absetzen der Therapie wieder auftreten, was die Betroffenen und ihre Familie nicht selten beunruhigt.

Was ist das Nephrotische Syndrom?

Die Nieren arbeiten als eine Art Filter durch den die löslichen von den Festen Blutbestandteilen getrennt werden. Die Poren des Filters sind so klein, dass normalerweise Eiweißstoffe aus dem Blut nicht in den Urin gelangen. Beim Nephrotischen Syndrom wird der Filter in der Niere durchlässiger, so dass auch Eiweißstoffe aus dem Blut in den Urin gelangen und somit dem Körper verloren gehen. Hierdurch vermindert sich der Eiweißspiegel im Blut und es kommt zum Austritt von Flüssigkeit aus dem Blut ins Gewebe. Es treten Schwellungen, z.B. an den Beinen oder in den Augenlidern auf (Ödeme). Die Entgiftungsfunktion der Niere wird dadurch nicht beeinträchtigt. Daher ist bei den meisten Patienten mit Nephrotischem das Serumkreatinin im Normbereich.

Was verursacht ein Nephrotisches Syndrom?

In über 90% der Kinder ist die Ursache des Nephrotischen Syndroms (auch primäres oder idiopathisches Nephrotisches Syndrom genannt)

> **Die häufigste Ursache von Schwellungen der Beine und Augen bei Kindern zwischen 2 und 8 Jahren ist ein Nephrotisches Syndrom.**

unbekannt. Eine ältere Aufteilung des primären Nephrotischen Syndroms unterscheidet: Minimal Change Krankheit (MCD), fokal-segmentale Glomerulosklerose (FSGS), Membranöse Nephropathie and membranoproliferative Glomerulonephritis (MPGN).

Ein primäres Nephrotisches Syndrom ist eine "Ausschlußdiagnose", das bedeutet, man kann die Diagnose erst stellen wenn anderer Ursachen ausgeschlossen wurden. In weniger als 10 % der Fälle eines Nephrotischen Syndroms findet sich eine solche Ursache, wie z.B. eine Infektion, Mediamentöse Ursachen oder eine Krebserkrankung. Ein Nephrotisches Syndrom kann auch bei Krankheiten wie Diabetes, Lupus oder Amyloidose auftreten.

Minimal change Krankheit

Die häufigste Form des Nephrotischen Syndroms bei Kindern ist die Minimal change Krankheit (MCD). Sie liegt bei 90% der Kinder unter 6 Jahren mit idiopathischem Nephrotischen Syndrom vor. Bei älteren Kindern liegt der Anteil bei 65%. Im typischen Fall ist der Blutdruck normal, es finden sich im Urin keine Blutzellen und auch die Spiegel für Kreatinin und Komplement sind unauffällig. Von allen Ursachen eines nephrotischen Syndroms ist die MCD am Wenigsten beunruhigend, da die Erkrankung in 90% der Fälle gut auf eine Kortisontherapie anspricht.

Symptome des Nephrotischen Syndroms

- Ein Nephrotisches Syndrom kann in jedem Alter auftreten ist aber am Häufigsten im 2.-8. Lebensjahr. Jungen sind häufiger als Mädchen betroffen.

- Das erste Zeichen eines Nephrotischen Syndroms bei Kindern ist üblicherweise eine teigige Schwellung der Augenlider und des Gesichts, weswegen oft zunächst ein Augenarzt aufgesucht wird.

Das erste Zeichen eines Nephrotischen Syndroms bei Kindern ist die Schwellung der Augenlider und des Gesichts.

- Die Gesichtsschwellung tritt v. a. morgens auf und nimmt im Tagesverlauf ab.

- Mit der Zeit kommt es auch zu Schwellungen der Füße, Hände, des Bauches und am ganzen Körper. Das Gewicht nimmt zu.

- Die Symptome können im Anschluss an eine fiebrige Infektion, z.B. der Atemwege auftreten.

- Abgesehen von den Schwellungen fühlen sich die Betroffenen nicht krank.

- Die Urinproduktion kann vermindert sein.

- Ein schaumiger Urin ist ein Hinweis auf eine große Eiweißmenge im Urin.

- Roter Urin und erhöhter Blutdruck sind weniger häufig bei einem rein Nephrotischen Syndrom.

Welche Komplikationen können bei einem Nephrotischen Syndrom auftreten?

Mögliche Komplikationen sind: Infektionen, Thrombose, Mangelernährung, Blutarmut, Herz- und Gefäßkrankheiten in Folge des erhöhten Cholesterinspiegels, Nierenversagen und Nebenwirkungen der zur Behandlung eingesetzten Medikamente.

Diagnose:

A. Grundlegende Laboruntersuchungen

Bei Patienten mit Schwellungen muss zunächst der Verdacht eines Nephrotischen Syndroms überprüft werden. Labortests überprüfen (1) den Eiweißverlust im Urin, (2) den niedrigen Eiweißspiegel im Blut, und (3) den Cholesterinspiegel.

> **Eine Untersuchung des Urins ist sehr wichtig für die Diagnose und die Verlaufsbeurteilung.**

1. Urinuntersuchungen

- eine Untersuchung des Urins steht am Beginn der Diagnosesicherung. Normalerweise ist der Eiweißtest im Urin negativ. Bei 3+ or 4+ für Eiweiß ist ein Nephrotisches Syndrom wahrscheinlich.

- Nach Behandlungsbeginn wird der Urin regelmäßig auf die Eiweißmenge hin untersucht, um die Wirksamkeit der Behandlung bzw. einen etwaigen Rückfall nachzuweisen. Dies kann auch als Selbstüberprüfung per Urinteststreifen zu Hause erfolgen.

- Die Urinmikroskopie zeigt üblicherweise keine oder nur wenige Blutzellen im Urin.

- Bei einem Nephrotischen Syndrom beträgt der Eiweißverlust im Urin mehr als 3.5 Gramm pro Tag. Die Menge kann durch Sammeln eines 24 Stunden Urins bestimmt werden. Alternativ kann eine Abschätzung durch Bestimmung von Albumin und Kreatinin in der einmaligen Urinprobe erfolgen.

2. Blutuntersuchungen

- Die üblichen Befunde, die ein Nephrotisches Syndrom begleiten sind ein verminderter Spiegel für das Eiweiß Albumin im Blut (<3 g/dL) und ein erhöhter Cholesterinspiegel.

- Der Serumkreatininspiegel ist bei der Minimal Change Krankheit normal kann aber bei Patienten anderen Formen des Nephrotischen Syndroms erhöht sein, je nachdem wie stark die Entgiftungsfunktion durch bereits irreversible Nierenschäden schon eingeschränkt ist.

- Ein Blutbild wird in der Regel auch angefertigt.

B. Weitere Tests

Nachdem die Diagnose eines Nephrotischen Syndroms gesichert wurde, werden weitere Tests durchgeführt, um festzustellen, ob es sich um ein

---

Wichtige Parameter sind die Menge des Eiweißverlusts im Urin, die Menge von Eiweiß und Cholesterin im Blut und der normale Kreatininspiegel.

primäres (idiopathisches) oder ein sekundäres Nephrotisches Syndrom handelt, und um assoziierte Probleme und Komplikationen zu erkennen.

1. Blutuntersuchungen

- Blutzucker, Serumelektrolyte, Kalzium und Phosphat.

- HIV-Test, Hepatitis B/C und VDRL Test.

- Komplementspiegel (C3, C4).

- Antikörper gegen Zellkerne (ANA) und doppelsträngige DNA (dsDNA), Rheumafaktor und Kryoglobuline.

2. Bildgebung

- Ein Ultraschall der Nieren und Bauchorgane zur Bestimmung der Nierengrößen und zum Ausschluss eines Tumors, von Zysten oder Steinen.

- Eine Röntgenaufnahme des Brustkorbs, um Infektionen und Tumoren auszuschließen.

3. Nierenbiopsie

Die Nierenbiopsie kann helfen, die Ursache des Nephrotischen Syndroms herauszufinden. Bei einer Nierenbiopsie wird eine kleine Probe aus der Niere gewonnen, die im Labor unter dem Mikroskop untersucht wird.

(weitere Informationen in Kapitel 4).

Behandlung

Beim Nephrotischen Syndrom sind die Ziele der Behandlung die Kontrolle der Symptome, die Korrektur des Eiweißverlusts, die Vorbeugung und Behandlung von Komplikationen und der Schutz der Erhalt der Nierenfunktion.

Nephrotischem Syndrom ist eine Einschränkung der Salzzufuhr notwendig.

---

1. Diät

Die Diätmaßnahmen unterscheiden sich zwischen der Phase während und nach Abklingen der Schwellungen.

- **Bei vorliegenden Schwellungen:** Einschränkung der Salzzufuhr durch Vermeidung von Tafelsalz und Nahrungsmitteln mit hohem Salzgehalt. Stattdessen muss die Zufuhr von Wasser in der Regel nicht begrenzt werden. Patienten, die hohe Dosen Kortison einnehmen, sollten Salz reduzieren auch wenn keine Schwellungen mehr vorliegen, um das Risiko für das Auftreten eines Bluthochdrucks zu reduzieren.

- Patienten mit Schwellungen sollten auf eine ausreichende Eiweißzufuhr achten, um Mangelernährung zu vermeiden

Außerdem sollten die Patienten ausreichend Kalorien und Vitamine zu sich nehmen.

Symptomfreie Patienten: Die empfohlene Diät während der symptomfreien Periode ist eine normale gesunde Ernährung. Unnötige Diätmaßnahmen, wie die die Einschränkung von Wasser- und Salzzufuhr, sollten vermieden werden. Eine adäquate Proteinzufuhr sollte gewährleistet werden, allerdings sollte die Ernährung nicht zu proteinreich sein um Nierenschädigung zu verhindern. Bei Nierenversagen muss die Proteinzufuhr eingeschränkt werden. Empfohlen ist eine Reduktion der Fettaufnahme zur Senkung des Serumcholesterinspiegels. Außerdem ist eine Obst und Gemüsereiche Ernährung angeraten.

2. Medikamentöse Therapie

A. Spezifische Therapie:

- **Steroide:**

Die Standardtherapie um eine Remission bei Nephrotischem Syndrom zu erreichen ist die Gabe von Prednisolon. Die meisten Kinder sprechen

> **Im Symptom-freien Intervall brauchen Patienten mit nephrotischem Syndrom keine Diät einhalten.**

auf das Medikament an und die Schwellung und Proteinurie verschwinden innerhalb von 1-4 Wochen (Proteinfreier Urin als Zeichen der Remission).

- **Alternativtherapie:**

Die Gruppe der Kinder, die nicht auf Steroide ansprechen und auch weiter über den Urin Proteine verlieren bedarf weiterer diagnostischer Abklärung, zum Beispiel einer Nierenbiopsie. Alternative Medikamente für den Einsatz in dieser Patientengruppe sind Levamisol, Cyclophosphamid, Cyclosporin, Tacrolimus und Mycophenylat Mofetil (MMF). Diese Alternativmedikamente werden unterstützend zur Steroidtherapie gegeben und helfen beim Erreichen der Remission, sowie dabei Steroide einzusparen.

B. Unterstützende Therapie:

- Diuretika um die Urinausscheidung zu steigern und die Schwellung zu reduzieren. Man sollte Diuretika nur unter ärztlicher Aufsicht geben, da ein übermäßiger Gebrauch zu Nierenversagen führen kann.

- Antihypertensive Medikamente wie ACE Hemmer oder Angiotensin II Antagonisten um den Blutdruck zu kontrollieren und den renalen Proteinverlust zu senken.

- Antibiotika zur Behandlung von Infektionen (z.B. Bakterielle Sepsis, Peritonitis, Pneumonie)

- Statine (Simvastatin, Atorvastatin, Rosuvastatin) um Serumcholesterin und Triglyzeride zu senken und das Risiko für Herzkreislauferkrankungen zu verringern.

- Nahrungsergänzung mit Kalzium, Vitamin D und Zink

- Rabeprazol, Pantoprazol, Omeprazol oder Ranitidin als Magenschutz bei Steroidtherapie

---

Die Primärtherapie des Nephrotischen Syndroms ist Prednisolon (Steroid).

- Albumininfusionen werden generell eher nicht verwendet da die Effekte nur vorübergehend sind.

- Die Behandlung mit Blutverdünnern wie Marcumar (Kumarin) oder Heparin kann zur Behandlung oder Vorbeugung von Thrombosen notwendig sein.

C. Behandlung der zugrundeliegenden Ursachen:

- Bei sekundärem nephrotisches Syndrom ist die Therapie der Grunderkrankungen (z.B. Diabetische Nephropathie, Lupus Nephritis, Amyloidose, etc.) entscheidend.

D. Allgemeine Empfehlungen:

Das Nephrotische Syndrom ist eine Krankheit die mehrere Jahre dauert. Der Patient und seine Familie sollten über die Krankheit und die Prognose, sowie über medikamentöse Therapie und Nebenwirkungen aufgeklärt werden. Auch die Vorteile von Prävention und früher Behandlung von Infektionen sollten erwähnt werden.

Zu betonen ist das während eines Rückfalls eine spezielle Behandlung notwendig ist. Während der Remissionsphasen sollte man dagegen ganz normal mit den Kindern umgehen.

- Infektionen sollten vor Beginn der Steroidtherapie adäquat behandelt werden

- Kinder mit nephrotischem Syndrom sind anfällig für Atemwegsinfekte und andere Infektionen. Prävention, Frühe Erkennung und angemessene Behandlung von Infektionen sind entscheidend, da sie Rückfälle des nephrotischen Syndroms verursachen können. (auch wenn die Erkrankung sonst gut eingestellt ist)

- Zur Prävention von Infektionen sollten der Patient und seine Familie

> **Kinder, die nicht auf Kortison ansprechen, warden oft mit anderen immunsuppressiven Medikamenten behandelt**

darauf geschult werden sauberes Wasser zu trinken, sich die Hände regelmäßig zu waschen und Menschenmengen zu meiden.

- Routinemäßige Impfungen sind indiziert wenn die Steroidtherapie beendet ist.

5. Überwachungen und Follow Up

- Da das Nephrotische Syndrom häufig für mehrere Jahre andauert, ist es wichtig regelmäßige Kontrolluntersuchungen durchzuführen. Währen dieser Kontrolluntersuchung werden Proteinurie, Gewicht, Größe, Blutdruck, Nebenwirkungen der Medikamente und Entwicklung von Komplikationen beurteilt.

- Der Patient sollte sich selbst daheim regelmäßig wiegen und das Gewicht dokumentieren. Gewichtsverläufe helfen dabei den Flüssigkeitshaushalt zu überwachen.

- Die Familie sollte geschult werden den Urin des Patienten regelmäßig auf Protein zu testen und die Ergebnisse zu dokumentieren. Dies hilft bei der frühen Erkennung von Rückfällen und gewährleistet eine schnelle, angemessen Behandlung.

Warum und wie wird Prednisolon bei Nephrotischem Syndrom gegeben?

- Das erste Medikament das bei der Behandlung des nephrotischen Syndroms zum Einsatz kommt ist Prednisolon. In den meisten Fällen reicht Prednisolon aus um die Krankheit effektiv zu behandeln und den Proteinverlust über den Urin zu stoppen.

- Der Arzt entscheidet über Dosierung, Dauer und Art der Administration. Der Patient sollte das Prednisolon zusammen mit Nahrung zu sich nehmen um Magenverstimmungen zu verhindern.

Da das nephrotische Syndrom häufig einige Jahre andauert, sind regelmäßige Urintests und Follow up Untersuchungen von großer Wichtigkeit.

- Die Erstbehandlung eines neu aufgetretenen nephrotischen Syndroms erfolgt für gewöhnlich mit einer 4 monatigen Steroidtherapie, die in drei Phasen aufgeteilt wird. In den ersten 4-6 Wochen wird das Medikament täglich verabreicht, danach abwechselnd Einzeldosen und schließlich erfolgt das Ausschleichen der Steroidtherapie.

- Innerhalb von 1-4 Wochen nach Start der Therapie ist der Patient im Normalfall symptomfrei und im Urin findet sich kein Protein mehr. Trotzdem ist es entscheidend für den Patienten die Behandlung fortzuführen um Rückfälle zu verhindern. Man darf nicht den Fehler machen aus Angst vor den Nebenwirkungen des Prednisolons die Behandlung vorzeitig zu beenden.

Was sind die Nebenwirkungen von Prednisolon (Kortikosteroid)?

Prednisolon ist das in der Behandlung des nephrotischen Syndroms am häufigsten eingesetzte Medikament. Wegen der Möglichkeit von Nebenwirkungen sollte dieses Medikament nur unter ärztlicher Kontrolle eigenommen werden.

Kurzzeitige Effekte:

Kortison kann den Appetit und das Gewicht steigern und selber Schwellungen am Körper verursachen. Ferner erhöht Kortison das Risiko für Infektionen, Diabetes, Bluthochdruck, Akne, Nervosität und Haarausfall.

Langzeiteffekte

Typische Langzeiteffekte sind Gewichtszunahme, verringertes Wachstum bei Kindern, Pergamenthaut, Dehnungszeichen an den Oberschenkeln und in der Bauchregion, verlangsamte Wundheilung, Katarakt,

---

Die optimale Steroidtherapie ist entscheidend um die Krankheit zu kontrollieren und regelmäßige Rückfälle zu vermeiden. Wichtig ist allerdings auch, zu hohe Steroiddosen zu vermeiden um Nebenwirkungen möglichst gering zu halten.

Hyperlipidämie, Knochenprobleme (Osteoporose, Morbus Perthes), Muskelschwäche, etc.

Das unbehandelte nephrotische Syndrom birgt zahlreiche Gefahren. Es führt zu einem Proteinmangel im Körper und zu massiven Schwellungen. Komplikationen sind Infektanfälligkeit, Hypovolämie, Thrombembolie (Blutgerinnsel können Blutgefäße verstopfen und Herzinfarkte, Schlaganfälle oder Lungenembolien auslösen), Lipid Abnormalitäten, Mangelernährung und Anämie. Kinder mit unbehandeltem nephrotischem Syndrom sterben häufig an Infektionen. Durch den Einsatz von Kortikosteroiden bei der Behandlung des Nephrotischen Syndroms bei Kindern wurde die Mortalität auf ca. 3% gesenkt. Die optimale angepasste Dosis und Dauer der Kortikosteroid Therapie unter regelmäßiger ärztlicher Kontrolle bietet viele Vorteile bei geringen Risiken. Der Großteil der Steroid Nebenwirkungen verschwindet bei Beendigung der Therapie. Um von den Vorteilen der Steroidtherapie profitieren zu können und lebensbedrohliche Komplikationen zu vermeiden muss man gewisse Nebenwirkungen der Steroide in Kauf nehmen.

Ein Kind das neu mit nephrotischem Syndrom diagnostiziert wurde, wird initial mit Steroiden behandelt. Es sind keine Schwellungen und Proteinurie mehr vorhanden, bis nach der 3.-4. Woche wieder eine Schwellung des Gesichts auftritt. Woran liegt das?

Durch die Steroide kommt es zu gesteigertem Appetit und dadurch zu Gewichtszunahme und es kommt zu einer Umverteilung des Körperfetts hin zum Stamm. Die mondförmige Gesichtsschwellung ähnelt im Aussehen der, die durch das nephrotische Syndrom selbst ausgelöst wird.

> Ein wichtiger Grund für das Wiederauftreten des Nephrotischen Syndroms sind Infektionen. Es ist also notwendig die betroffenen Kinder gegen Infektionen zu schützen.

Wie unterscheidet man zwischen der Gesichtsschwellung durch das nephrotische Syndrom und der steroid-induzierten mondförmigen Gesichtsschwellung?

Die Schwellung beim Nephrotischen Syndrom beginnt im Bereich um die Augen und breitet sich im weiteren Verlauf über den restlichen Körper aus. Am prominentesten ist die Schwellung am Morgen direkt nach dem Aufwachen, während sie am Abend deutlich weniger ausgeprägt ist.

Schwellungen durch die Steroide betreffen vorwiegend Gesicht und Abdomen, während Arme und Beine nicht beteiligt sind. Dies liegt an der Umverteilung des Fettgewebes zum Stamm hin. Eine Steroid induzierte Schwellung zeigt über den Tag hinweg keine Veränderung. Falls diese unterschiedlichen Charakteristika in Verteilung und zeitlichem Verlauf der Schwellung nicht ausreichen um die Beiden sicher zu unterscheiden kann ein Bluttest hilfreich sein. Niedrige Serumproteinkonzentrationen und hohes Serumcholesterin deuten auf einen Rückfall des nephrotischen Syndroms, während normale Werte eine Steroidnebenwirkung nahelegen.

Um die optimale Therapie zu planen ist es wichtig zwischen Gesichtsschwellung durch das Nephrotische Syndrom und Gesichtsschwellung durch Steroidnebenwirkung zu unterscheiden.

Bei der durchs nephrotische Syndrom bedingten Schwellung ist eine höhere Steroiddosis nötig um die Krankheit zu kontrollieren. Gegebenenfalls müssen zusätzlich andere Immunsuppressiva und Diuretika gegeben werden.

Die Steroid induzierte Gesichtsschwellung ist ein Zeichen der längeren

> **Bei Kortison-induzierter Gesichtsschwellung
> helfen Diuretika nicht.**

Steroideinnahme und sollte nicht zur Folge haben das die Steroiddosis reduziert wird. Für die Langzeitkontrolle des Nephrotischen Syndroms ist die Fortsetzung der Steroidtherapie von großer Bedeutung. Zur Behandlung der steroidbedingten Gesichtsschwellung sollten keine Diuretika zum Einsatz kommen, da sie keinen Effekt in der Behandlung der Schwellung haben aber schädlich sein können.

Wie wahrscheinlich ist ein Wiederauftreten des Nephrotischen Syndroms?

Die Wahrscheinlichkeit für ein Wiederauftreten des Nephrotischen Syndroms beträgt 50-75% beim Kind. Die Häufigkeit der Rückfälle unterscheidet sich von Patient zu Patient.

Welche Medikamente benutzt man bei steroidrefraktärem nephrotischem Syndrom?

Wenn die Behandlung mit Steroiden nicht anschlägt, werden andere spezifische Medikamente wie Levamisol, Cyclophosphamid, Cyclosporin, Tacrolimus und Mycophenolat Mofetil (MMF) eingesetzt

Was ist die Indikation für eine Nierenbiopsie bei Kindern mit nephrotischem Syndrom?

Vor Start der Steroidtherapie ist keine Nierenbiopsie nötig. Eine Nierenbiopsie ist indiziert in den folgenden Fällen:

- Steroidrefraktärer Verlauf

- Häufige Rückfälle oder steroidabhängiges Nephrotisches Syndrom. Letzteres wird charakterisiert durch Rückfälle bei Absetzen der Steroide, was erneute Steroidtherapie notwendig macht.

> **Die sorgfältige Behandlung der zugrundeliegenden Ursache ist beim sekundären Nephrotischen Syndrom entscheidend.**

- Atypischer Verlauf des Nephrotischen Syndrom des Kindes: Beginn im ersten Lebensjahr, erhöhter Blutdruck, dauerhaft Erythrozyten im Urinsediment, beeinträchtigte Nierenfunktion und niedrige Blutspiegel von Komplement C3.

- Beim nephrotisches Syndrom des Erwachsenen ohne bekannte Ursache ist eine Biopsie vor Start der Therapie mit Steroiden erforderlich.

Wie ist die Prognose des Nephrotischen Syndroms?

Die Prognose ist abhängig von der Ursache des nephrotischen Syndroms. Die häufigste Ursache des nephrotischem Syndroms bei Kindern ist die Minimal change Krankheit, welche eine gute Prognose hat. Der Großteil der Kinder mit Minimal Change Krankheit spricht sehr gut auf die Steroidtherapie an und das Risiko für die Entwicklung eines chronischen Nierenversagens ist gering.

Ein kleiner Anteil der Kinder mit Nephrotischem Syndrom spricht nicht auf die Steroid Therapie an und benötigt zusätzlich Therapie mit alternativen Medikamenten (Levamisol,

Cyclophosphamid, Cyclosporin, Tacrolimus etc.) Bei dieser Gruppe ist das Risiko für ein chronisches Nierenversagen hoch.

Bei angemessener Therapie des Nephrotischen Syndroms wird kein Protein mehr über den Urin ausgeschieden und das Kind kann annährend normal aufwachsen. Beim Großteil dieser Kinder kommt es zu Rückfällen, deren Häufigkeit aber je älter die Kinder werden abnimmt. Die Vollständige Heilung erfolgt üblicherweise zwischen dem 11. Und 14. Lebensjahr. Die Kinder habe eine exzellente Prognose.

> **Bei fehlendem Ansprechen auf Kortison
> wird oft eine Nierenbiopsie durchgeführt.**

Wann sollte eine Person mit nephrotischem Syndrom einen Arzt aufsuchen?

- Bei Schmerzen im Bauch, Fieber, Erbrechen oder Durchfall.
- Bei Schwellungen, schneller Gewichtszunahme oder einer Reduktion der Urinausscheidung.
- Wenn das Kind Zeichen von Krankheit zeigt, z.B. wenn es aufhört zu spielen oder inaktiv ist.
- Bei andauerndem Husten mit Fieber und Kopfschmerzen
- Bei Windpocken und Masern

Der Harnwegsinfekt (HWI) ist ein verbreitetes Problem bei Kindern mit akuten und chronischen Gesundheitsproblemen.

Warum verlangen Harnwegsinfektionen bei Kindern dringende Beachtung und sofortige Behandlung im Vergleich zu denen bei Erwachsenen?

Kinder mit Harnwegsinfektionen benötigen sofortige Aufmerksamkeit wegen:

- Der HWI ist eine häufige Ursache von Fieber bei Kindern und steht an dritter Stelle unter den Infektionen bei Kindern nach dem Atemwegsinfekt und der Diarrhö

- Inadäquate und verzögerte Behandlung kann zu einem permanenten Nierenschaden führen. Rezidivierende Harnwegsinfektionen verursachen Nierengewebsnarben, die im langfristigen Verlauf zu Bluthochdruck, Nierenschrumpfung und sogar zu chronischen Nierenerkrankungen führen können.

- Wegen seines vielfältigen Erscheinungsbildes, wird die Diagnose des Harnwegsinfektes oft versäumt. Ein großer Katalog an Wachsamkeit und das „Dran denken" sind für die Diagnosefindung notwendig.

- Es gibt ein großes Rezidivrisiko.

Was sind die prädispositionierenden Faktoren für Harnwegsinfektionen bei Kindern?

Die folgenden Punkte sind Risikofaktoren für einen HWI bei Kindern:

- Die kürzere Harnröhre bei Mädchen macht sie anfälliger für HWI

Die Harnwegsinfektion ist eine häufige Ursache von Fieber im Kindesalter.

- Das von hinten nach vorne (anstatt von vorne nach hinten) Wischen nach dem Toilettengang

- Anatomische Anomalien des Harntrakts (z.B. eine hintere Harnröhrenklappe)

- Das Vorhandensein von angeborenen Harnwegsanomalien wie z.B. des vesikouretralen Reflux (Zustand mit einem pathologischen Rückfluss des Harns aus der Blase hinauf in den Ureter und in Richtung Niere) und die hintere Harnröhrenklappe

- Unbeschnittene Jungen sind anfälliger dafür, einen HWI zu entwickeln, als beschnittene Jungen

- Steine im Harntrakt

- Andere Ursachen: Obstipation, schlechte Genitalhygiene, Dauerkatheterisierung oder positive Familienanamnese für HWI

Symptome einer Harnwegsinfektion

Ältere Kinder klagen über Probleme beim Wasserlassen. Häufige Symptome von Harnwegsinfektionen sind dieselben sowohl bei älteren Kindern als auch bei Erwachsenen und werden in Kapitel 18 besprochen. Jüngere Kinder können sich nicht beschweren. Weinen während dem Wasserlassen, Schwierigkeiten oder Schmerzen während dem Wasserlassen, faul riechender Urin und häufiges unerklärbares Fieber sind häufige Beschwerden bei Kindern mit HWI. Jüngere Kinder mit HWI können auch eine Appetitminderung, Erbrechen oder Durchfall, kaum Gewichtszunahme oder sogar Gewichtsverlust, Irritationen oder sogar keine Symptome haben.

Diagnose von Harnwegsinfektionen

Folgende Untersuchungen werden bei Kindern mit Harnwegsinfektionen durchgeführt:

> **Häufige Symptome von Harnwegsinfektionen bei Kindern sind rezidivierendes Fieber, geringe Gewichtszunahme und Probleme beim Wasserlassen**

1. Standarduntersuchungen bei Harnwegsinfektionen:

- Screeningtests für HWI: Urinmikroskopie oder Urinstix. Nähere Details werden in Kapitel 18 besprochen

- Definitive diagnostische Tests für HWI: Urinkultur und Sensitivitätstests für die Bestätigung der Diagnose, Identifikation des spezifischen Keims, der die Infektion verursacht und Auswahl des am besten passenden Antibiotikums für die Behandlung

- Bluttests: Hämoglobin, totale und differenzierte Anzahl an weißen Blutzellen, Harnstoff, Serumkreatinin, Blutzucker und C-reaktives Protein

2. Untersuchungen zur Diagnose von Risikofaktoren für Harnwegsinfektionen

- Radiologische Tests, um zugrundeliegende Anomalien zu entdecken: Ultraschall der Nieren und der Harnblase, Röntgen des Bauches, Ausscheidungscystourethrogramm (VCUG), CT oder MRT des Bauches und intravenöse Urographie (IVU)

- Tests, um Vernarbungen der Niere zu entdecken: Ein Dimercaptosuccinatsäure (DMSA) - Nierenscan ist die beste Methode um Nierenvernarbungen zu detektieren. Die DMSA-Untersuchung sollte am besten 3-6 Monate nach einem durchgemachten HWI durchgeführt werden.

- Urodynamische Studien, um die Blasenfunktion einzuschätzen.

Was ist ein Ausscheidungscystourethrogramm? Wann und wie wird es gemacht?

- Ein Ausscheidungscystourethrogramm oder VCUG (auch bekannt als Miktionscystourethrogramm oder MCU) ist ein sehr wichtiger

> **Die wichtigsten Untersuchungen, um prädispositionierende Faktoren für den HWI zu diagnostizieren, sind der Ultraschall, die VCUG und die IVU.**

diagnostischer Röntgentest für Kinder mit Harnwegsinfektionen und vesikoureteralem Reflux (VUR). Der VCUG-Test ist der Goldstandard für die Diagnostik des vesikouretralen Refluxes und seiner Schwere (Graduierung) und das Detektieren von Anomalien der Blase und Harnröhre. Er sollte bei jedem Kind unter 2 Jahren nach dem ersten HWI durchgeführt werden.

- VCUG sollte nach der Behandlung des HWI durchgeführt werden, für gewöhnlich *nach der ersten Woche der Diagnostik.*

- Bei dieser Untersuchung wird die Harnblase in ihrer ganzen Kapazität mit Kontrastmittel (strahlenundurchlässiges, mit einem Farbstoff markiertes Iod, welches man auf dem Röntgenbild sehen kann) über einen Katheter unter strikten aseptischen Vorkehrungen und gewöhnlich unter antibiotischer Prophylaxe gefüllt.

- Eine Reihe an Röntgenbilder wird vor und zu zeitlich festgelegten Intervallen während der Ausscheidung gemacht. Diese Untersuchung ermöglicht einen umfassenden Blick auf die Struktur und Funktion der Harnblase und der Harnröhre.

- Mit der VCUG kann ein Urinfluss von der Harnblase zurück in den Harnleiter oder die Nieren, bekannt als vesikouretraler Reflux, festgestellt werden.

- Die VCUG wird auch verwendet, um das Vorliegen einer hinteren Harnröhrenklappe bei männlichen Kleinkindern festzustellen.

Prävention einer Harnwegsinfektion

1. Eine vermehrte Flüssigkeitszufuhr verdünnt den Urin und hilft dabei, Bakterien aus der Harnblase und den Harnwegen auszuschwemmen.

2. Kinder sollten alle 2 bis 3 Stunden Wasser lassen. Urin lange Zeit in der Blase zu halten, begünstigt das Wachstum von Bakterien.

Die VCUG ist die am besten reliable Röntgenuntersuchung bei Kindern mit HWI, um einen vesikouretralen Reflux oder eine hintere Harnröhrenklappe festzustellen.

---

3. Halten Sie die Geschlechtsregion von Kindern sauber. Wischen Sie das Kind von vorne nach hinten (nicht von hinten nach vorne) nach dem Toilettengang ab. Dieses Verhalten beugt der Ausbreitung von Bakterien aus der Analregion in die Harnröhre vor.

4. Wechseln Sie Windeln häufig, um einem verlängerten Kontakt des Stuhls mit dem Genitalbereich vorzubeugen.

5. Kinder sollten nur Baumwollunterwäsche tragen, um eine Luftcirkulation zu ermöglichen. Meiden Sie eng anliegende Hosen und Nylonunterwäsche.

6. Vermeiden Sie Schaumbäder.

7. Bei unbeschnittenen Jungen sollte die Vorhaut des Penis regelmäßig gesäubert werden.

8. Empfehlen Sie bei Kindern mit VUR eine doppelte oder dreifache Ausscheidung (Wasserlassen), um einer Restharnbildung vorzubeugen.

9. Manchen Kindern, die zu chronischen HWI neigen, wird eine niedrig dosierte täglich eingenommene längerfristige Antibiose als Prävention (Prophylaxe) empfohlen.

Behandlung von Harnwegsinfektionen

Allgemeine Maßnahmen

Alle präventiven Maßnahmen für eine Harnwegsinfektion sollten befolgt werden.

- Ein Kind mit HWI sollte dazu angehalten werden, mehr Wasser zu trinken. Kranke, sich im Krankenhaus befindende Kinder brauchen eine intravenöse Flüssigkeitstherapie.

- Eine geeignete Fiebermedikation sollte gegeben werden.

Eine ungeeignete und verzögerte Behandlung von HWI bei Kindern kann einen irreversiblen Nierenschaden verursachen.

- Die Urinanalyse, Urinkultur und Sensitivität sollten nach der Vollendung der Behandlung gemacht werden, um sicherzustellen, dass die Infektion adäquat kontrolliert ist. Regelmäßige Follow-Ups mittels Urintests sind bei allen Kindern notwendig, um zu bestätigen, dass es zu keinem erneuten Auftreten einer Infektion gekommen ist.

- Ultraschall und andere geeignete Untersuchungen sollten bei allen Kindern mit HWI durchgeführt werden.

Spezifische Behandlung

- Bei Kindern mit HWI sollte ohne Verzögerung eine Antibiotikatherapie durchgeführt werden, um die sich entwickelnden Nieren zu schützen.

- Eine Urinkultur sollte vor Behandlungsbeginn veranlasst werden, um das verursachende Bakterium zu identifizieren und ein geeignete Antibiotikum auszuwählen.

- Ein Kind braucht eine stationäre Aufnahme und intravenöse Antibiotikabehandlung, wenn er/sie

- hohes Fieber, Erbrechen, starke Flankenschmerzen hat und es keine Medikamente über den Mund aufnehmen kann.

- Antibiotika können Kindern, die mehr als 3 bis 6 Monate alt sind und orale Medikamente einnehmen können, oral verabreicht werden.

- Es ist wichtig, dass Kinder einen vollen Zyklus des verschriebenen Antibiotikums beenden, auch wenn das Kind keine Symptome eines HWI mehr hat.

Wiederkehrende Harnwegsinfektionen

Kinder mit wiederkehrenden, symptomatischen HWI benötigen zusätzliche Untersuchungen so wie Ultraschall, VCUG und manchmal DMSA-Untersuchungen, um die zugrunde liegende Ursache zu

---

Senden Sie Urin für eine Urinkultur vor Beginn der Therapie ein, um das verursachende Bakterium zu identifizieren und ein geeignetes Antibiotikum auszuwählen.

---

identifizieren. Drei wichtige behandelbare Probleme für wiederkehrende HWI sind der VUR, die hintere Harnröhrenklappe und Nierensteine. Je nach zugrundeliegender Ursache wird eine spezifische medizinische Behandlung gefolgt von präventiven Maßnahmen und langfristigen präventiven Antibiotikatherapien geplant. Bei machen Kindern wird auch eine chirurgische Behandlung von Nephrologen und Urologen gemeinsam geplant.

Hintere Harnröhrenklappen

Die hintere Harnröhrenklappe (PUV) ist eine angeborene Fehlbildung der Harnröhre, welche bei Jungen auftritt. Es ist die häufigste Ursache für eine Obstruktion des unteren Harntraktes bei Jungen.

Hauptproblem und seine Wichtigkeit: Gewebefalten innerhalb der Harnröhre führen zu einer inkompletten oder vorübergehenden Blockade des normalen Urinflusses in die PUV. Eine Blockade des Urinflusses in der Harnröhre verursacht einen Stauungsdruck in der Harnblase. Die Größe der Blase nimmt in der Folge beträchtlich zu und ihre Muskelwand wird sehr dünn.

Eine sehr große Harnblase mit einem erhöhten Blasendruck führt zu einem

Druckanstieg im Harnleiter und der Niere. Dies führt zu einer Dilatation (Erweiterung) des Harnleiters und des Nierenbeckenkelchsystems. Diese Dilatation kann, wenn sie nicht zeitnah diagnostiziert und behandelt wird, langfristig zu einer chronischen Nierenerkrankung (CKD) führen. Zwischen 25% und 30% der Kinder, die mit PUV geboren werden, leiden unter einer endgradigen Nierenerkrankung (EKSD). Deswegen ist die PUV eine signifikante Ursache für Morbidität und Mortalität bei Kleinkindern und Kindern.

PUV verursacht eine Obstruktion des unteren Harntraktes bei Jungen, was zu CKD führt, wenn es nicht zeitnah behandelt wird.

Symptome: Häufige Symptome der hinteren Harnröhrenklappe sind ein abgeschwächter Urinstrahl, Urintröpfeln, Schwierigkeiten oder Anstrengungen beim Wasserlassen, Einnässen, Völlegefühl im Unterbauch (suprapubische Region) bis hin zu einer tastbaren Harnblase und Harnwegsinfektionen.

Diagnostik: Ultraschall vor der Geburt (antenatal) oder nach der Geburt bei männlichen Kindern bringt den ersten Hinweis für die Diagnose einer PUV. Die Bestätigung der Diagnose einer PUV erfolgt durch die VCUG, die in der postnatalen Periode sofort durchgeführt wird.

Behandlung: Chirurgen (Urologen) und Nierenspezialisten (Nephrologen) behandeln die PUV gemeinsam. Die erste Behandlungsmöglichkeit für eine sofortige Verbesserung ist das Einbringen eines Katheters in die Harnblase (gewöhnlich durch die Harnröhre und gelegentlich direkt durch die Bauchwand- suprapubischer Katheter), um den Urin kontinuierlich zu drainieren. Gleichzeitig verhelfen unterstützende Maßnahmen wie die Behandlung der Infektion, Anämie und Nierenversagen; und eine Korrektur von Mangelernährung, Flüssigkeits- und Elekrolytabweichungen zu einer Verbesserung des Allgemeinbefindens.

Die definitive Behandlung der PUV erfolgt chirurgisch durch Beseitigung der Klappe mittels Endoskopie. Anschließend benötigen alle Kinder regelmäßige, lebenslange Follow- Ups durch einen Nephrologen aufgrund des Risikos eines HWI, Wachstumsproblemen, Elektrolytabweichungen, Anämie, Bluthochdruck und chronischen Nierenerkrankungen.

Vesikoureteraler Reflux (VUR)

Unter einem Vesikouretralen Reflux (VUR) versteht man den „Rückfluss von Urin aus der Blase in den Harnleiter".

> **VUR tritt sehr häufig bei Kindern mit HWI auf und birgt das Risiko von Bluthochdruck und CKD in sich.**

Warum ist es wichtig, etwas über den vesikoureteralen Reflux zu wissen?

VUR kommt bei ca. 30-40 % der Kinder mit HWI assoziiert mit Fieber vor. Bei manchen Kindern kann der VUR zu Narbenbildung und Schäden der Nieren führen. Eine länger bestehende Nierenvernarbung kann zu Bluthochdruck, Blutvergiftung bei jungen, schwangeren Frauen, chronischen Nierenerkrankungen und bei manchen Patienten zu einer endgradigen Nierenerkrankung führen. Der VUR tritt häufiger bei Familienmitgliedern einer Person mit VUR auf und betrifft häufiger Mädchen.

Was ist der vesikoureterale Reflux und warum tritt er auf?

Der VUR ist eine Krankheit mit einem abnormen Rückfluss (Reflux) von Urin aus der Blase in die Harnleiter und möglicherweise bis in die Nieren. Dies kann entweder auf einer oder auf beiden Seiten auftreten.

Der Urin, der in der Niere gebildet wird, fließt durch den Harnleiter in

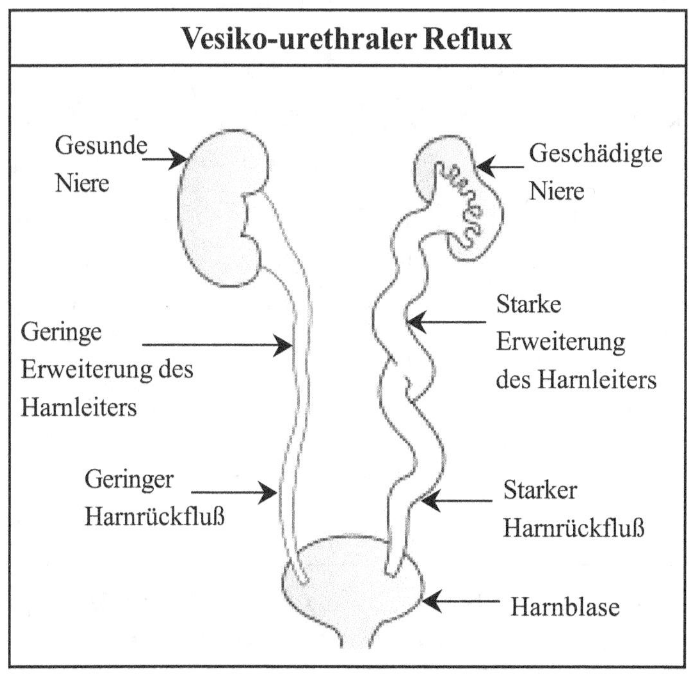

die Harnblase. Normalerweise fließt Urin nur in eine Richtung, hinunter entlang des Harnleiters und in die Harnblase.

Während des Wasserlassens und wenn die Blase mit Urin gefüllt ist, ist eine Klappe zwischen der Blase und dem Harnleiter dafür verantwortlich, dass es zu keinem Rückfluss des Urins in den Harnleiter kommt. Der VUR ist die Folge eines Defekts im Mechanismus dieser Klappe.

Der VUR kann nach der Schwere des Rückflusses von Urin aus der Blase in den Harnleiter und die Nieren von mild bis schwer (Grad I bis V) eingeteilt werden.

Was verursacht vesikouretralen Reflux?

Es gibt zwei verschiedene Arten von VUR: der primäre VUR und der sekundäre VUR. Der primäre VUR ist der häufigste Typ des VUR und besteht schon bei Geburt. Der sekundäre VUR kann in jedem Alter auftreten. Er tritt häufig aufgrund von Obstruktion oder Malfunktion der Blase oder Harnröhre mit Blasenentzündung auf.

Was sind die Symptome es vesikouretralen Refluxes?

Es gibt keine spezifischen Anzeichen oder Symptome bei VUR. Aber häufige und wiederkehrende Harnwegsinfekte (HWI) sind das häufigste Erscheinungsbild bei VUR. Bei älteren Kindern mit unbehandelten schweren VUR, zeigen sich Anzeichen und Symptome häufig aufgrund von Komplikationen wie Bluthochdruck, Proteinurie oder Nierenschäden.

Wie wird der VUR diagnostiziert?

Untersuchungen die bei Kindern mit Verdacht auf VUR durchgeführt werden sind:

> **Bei vesikouretralem Reflux (VUR) fliesst Urin aus der Blasé zurück in den Harnleiter.**

1. Basisdiagnostikuntersuchung bei VUR:

- Das Ausscheidungsgystourethrogramm- VCUG ist der Goldstandard für die Diagnose des VUR und seiner Schwere (Grading)

- Der vesikoureterale Reflux wird anhand des Maßes an Reflux eingeteilt. Der Grad des VUR gibt an, wie viel Urin in die Harnleiter und Nieren zurückfließt. Die Graduierung ist wichtig für die Vorhersagbarkeit der Prognose und am besten passende Therapie für jeden einzelnen Patienten.

- Bei der milden Form von VUR fließt der Urin nur in den Harnleiter zurück (Grad I und II). Bei der schwersten Form des VUR besteht ein massiver Harnreflux, mit ausgeprägter Windung und Dilatation des Harnleiters und schwerwiegender Nierenschwellung (Grad V).

2. Zusätzliche Untersuchungen bei VUR

- Urintests und Urinkultur: durchgeführt, um eine Harnwegsinfektion aufzudecken.

- Bluttests: die Basistest die für gewöhnlich durchgeführt werden, sind Hämoglobin, weiße Blutzellen und Serumkreatinin. Das Serumkreatinin kann als Parameter für die Nierenfunktion bestimmt werden.

- Nieren- und Harnblasenultraschall: um die Größe und Form der Niere herauszufinden und Narben, Nierensteine, Obstruktionen oder andere Abweichungen aufzudecken. Es kann keinen Reflux darstellen.

- DMSA- Nierenuntersuchung: Dies ist die beste Methode, um Nierenvernarbungen darzustellen.

Wie wird VUR behandelt?

Es ist wichtig einen VUR zu behandeln, um mögliche Infektionen und

---

Mit regulären Antibiotika über einen langen Zeitraum (Jahre), kann der low-grade Reflux ohne Operation behoben werden.

Nierenschäden zu verhindern. Das Management des VUR hängt vom Grad des VUR ab: Antibiotische, chirurgische und endoskopische Behandlung. Die

am häufigsten first-line durchgeführte Behandlung des VUR ist der Gebrauch von Antibiotika, um eine HWI zu verhindern. Die Operation und endoskopische Behandlung ist den schweren VUR oder den Fällen, bei denen die Antibiotika keine Wirkung zeigen, vorbehalten.

Milder VUR: Ein milder VUR verschwindet komplett selbst, wenn das Kind ungefähr 5-6 Jahre alt ist. Kinder mit mildem VUR brauchen weniger wahrscheinlich eine Operation. Bei solchen Patienten wird ein niedrig dosiertes Antibiotikum ein-bis zweimal am Tag über einen langen Zeitraum verabreicht, um einen HWI zu verhindern. Dies wird antibiotische Prophylaxe genannt. Die antibiotische Prophylaxe wird für gewöhnlich verabreicht bis der Patient 5 Jahre alt ist. Aber beachten Sie, dass Antibiotika per se den VUR nicht korrigieren. Nitrofurantoin und Cotrimoxazol werden bevorzugt als antibiotische Prophylaxe gegeben.

Alle Kinder mit VUR sollten allgemeine präventive Maßnahmen für einen HWI (weiter oben besprochen) befolgen und regelmäßig häufig und doppelt Wasserlassen. Periodische Urintests sind nötig, um einen HWI zu entdecken. VCUG und Ultraschall werden jährlich wiederholt, um zu beurteilen, ob der Reflux zurückgegangen ist.

Schwerer VUR: Die schwere Form des VUR verschwindet unwahrscheinlicher von selbst. Kinder mit der schweren Form des VUR erhalten eine Operation oder eine endoskopische Behandlung. Die Korrektur des Refluxes durch eine offene Operation (Harnleiterreimplantation oder Ureteroneocystotomie) beugt dem

---

Eine Operation und endoskopische Behandlung sind bei schwerem VUR oder Versagen der Antibiotikatherapie indiziert.

Zurückfließen des Urins vor. Der Hauptvorteil der Operation ist die hohe Erfolgsrate (88-99%).

Die endoskopische Behandlung ist eine zweite effektive Behandlungsmöglichkeit für die schwere Form des VUR. Die Nutzen der endoskopischen Technik sind die, dass es ambulant durchgeführt werden kann, nur 15 Minuten Zeit benötigt, weniger Risiken hat und keinen Schnitt verlangt. Die endoskopische Behandlung wird unter Allgemeinanästhesie durchgeführt. Bei dieser Methode wird mithilfe eines Endoskops (beleuchtete Röhre) eine spezielle Grundmasse (z.B. Dextranomer/Hyaluronsäure-Copolymer-Deflux) in den Bereich injiziert, in welchem der Harnleiter in die Harnblase mündet.

Die Injektion der Grundmasse

erhöht den Widerstand an der Harnleitereinmündung und verhindert den Rückfluss von Urin in den Harnleiter. Die Erfolgsrate der Behebung des Refluxes mit dieser Methode beträgt ungefähr 85-90 %. Die endoskopische Behandlung ist eine günstige Behandlungsoption bei frühen Stadien des VUR, da sie die langfristige Einnahme von Antibiotika und den Stress, Jahre lang mit einem VUR zu leben, vermeidet.

Follow-Up: Alle Kinder mit VUR sollten regelmäßig durch Größenmessung, Gewicht, Blutdruck, Urinanalyse und anderen Tests, wie von ihrem/seinem Arzt empfohlen werden, überwacht werden.

Wann sollte ein Patient mit HWI einen Doktor konsultieren?

Bei Kindern mit einer Harnwegsinfektion sollte der Doktor sofort aufgesucht werden, im Falle von:

- Persistierendes Fieber, Schüttelfrost, Schmerzen oder Brennen beim Wasserlassen, faul-riechender Urin oder Blut im Urin

---

Regelmäßige Follow-Ups werden bei VUR empfohlen, um den Blutdruck, die Größe, wiederkehrende HWI oder Nierenschäden zu beurteilen.

- Übelkeit oder Erbrechen, welches die Einnahme von Flüssigkeit und Medikamenten verhindert

- Dehydration aufgrund von geringer Flüssigkeitseinnahme oder Erbrechen

- Schmerzen im unteren Rücken oder Bauch

- Reizbarkeit, Appetitminderung, Gedeihstörung oder Unwohlsein

Bettnässen oder der unfreiwillige Abgang von Urin während des Schlafens treten ziemlich häufig bei Kindern auf. In den meisten Fällen löst sich das Problem spontan ohne irgendeine Behandlung, wenn die Kinder größer werden. Aber es ist für die Kinder und ihre Familien trotzdem Besorgnis erregend, da es zu Unannehmlichkeit und Peinlichkeit führt. Es tritt nicht aufgrund einer Nierenerkrankung, Faulheit oder Unerzogenheit der Kinder auf.

Wie viel Prozent der Kinder leiden an Bettnässen und in welchem Alter hört es normalerweise auf?

Bettnässen tritt besonders häufig im Alter unter 6 Jahren auf. Im Alter von 5 Jahren tritt Bettnässen bei ungefähr 15 bis 20 % der Kinder auf. Mit zunehmendem Alter kommt es zu einer proportionalen Abnahme in der Prävalenz des Bettnässens. 5% mit 10 Jahren, 2% mit 15 Jahren und weniger als 1% im Erwachsenenalter.

Welche Kinder leiden häufiger an Bettnässen?

- Kinder, deren Eltern dasselbe Problem in ihrer Kindheit gehabt haben.

- Die Kinder mit einer verzögerten neurologischen Entwicklung, welche die Fähigkeit des Kindes, eine volle Blase zu bemerken, herabsetzt.

- Kinder mit tiefem Schlaf

- Jungen sind häufiger betroffen als Mädchen

- Erhöhter psychischer oder physischer Stress kann auch ein Trigger sein.

Bettnässen in der Nacht ist ein häufiges Problem bei kleinen Kindern, aber es ist keine Krankheit.

- Bei einem kleinen Prozentsatz an Kindern (2-3%) sind medizinische Probleme, wie zum Beispiel eine Harnwegsinfektion, Diabetes, Nierenversagen, Madenwürmer, Obstipation, eine kleine Blase, Anomalien des Rückenmarks oder ein Defekt der Harnröhrenklappen bei Jungen dafür verantwortlich.

Wann und welche Untersuchungen werden bei einnässenden Kindern durchgeführt?

Untersuchungen werden nur bei ausgewählten Kindern durchgeführt, wenn medizinische oder strukturelle Probleme vermutet werden. Die am häufigsten durchgeführten Tests sind der Urintest, Blutzucker, Röntgen der Wirbelsäule und Ultraschalluntersuchung oder andere Bildgebungen der Nieren oder Blase.

Behandlung

Bettnässen ist völlig unfreiwillig und wird nicht mit Absicht getan. Kinder sollten beruhigt werden, dass das Bettnässen über die Zeit aufhört oder geheilt wird. Sie sollten nicht beschimpft oder bestraft werden.

Die anfängliche Behandlung des Bettnässens schließt Aufklärung, Motivationstherapie und einen Gewohnheitswechsel beim Wasserhalten und Wasserlassen mit ein. Wenn sich das Bettnässen mit diesen Maßnahmen nicht verbessert, können Bettnässen- Alarme oder Medikamente versucht werden.

1. Aufklärung und Motivationstherapie

- Das Kind muss sorgfältig über das Bettnässen aufgeklärt werden.

- Das Bettnässen ist nicht die Schuld der Kinder, deswegen sollten sie nicht für das Einnässen verantwortlich gemacht oder ermahnt werden.

Mit zunehmendem Alter heilen ein verständnisvoller Umgang und Motivation das Problem des Einnässens.

- Achten Sie darauf, dass niemand das Kind wegen des Bettnässens mobbt. Es ist wichtig, den Stress, den das Kind aufgrund des Bettnässens erleidet, zu verringern. Die Familie des Kindes sollte es unterstützen und das Kind sollte beruhigt werden, dass das Problem nur vorrübergehend besteht und es sicher ist, dass es vorbei geht.

- Benutzen Sie Trainingshosen anstatt Windeln.

- Sichern Sie einen einfachen Zugang zur Toilette in der Nacht, indem Sie Nachtlampen anbringen.

- Halten Sie extra Schlafanzugshosen, Bettwäsche und ein Handtuch bereit, sodass das Kind die Bettwäsche tauschen und saubere Kleidung bequem anziehen kann, wenn es aufgrund des Einnässens aufwacht.

- Decken Sie Matratze mit Plastik ab, um einen Schaden der Matratze zu vermeiden.

- Platzieren Sie ein großes Handtuch unter dem Bettlaken für extra Absorption.

- Ermutigen Sie das Kind täglich zu einem Bad am Morgen, damit es zu keinem Uringeruch kommt.

- Loben und belohnen Sie das Kind für eine trockene Nacht. Auch ein kleines Geschenk ist eine Ermutigung für ein Kind.

- Obstipation muss nicht verleugnet, sondern behandelt werden.

2. Begrenzen Sie die Flüssigkeitseinnahme

- Begrenzen Sie die Flüssigkeitsmenge, welche das Kind 2 bis 3 Stunden vor dem ins Bettgehen trinkt, aber sichern Sie eine adäquate Flüssigkeitszufuhr während des Tages.

Limitation der Flüssigkeitszufuhr vor dem Zubettgehen und Disziplin bei den Toilettenge wohnheiten sind die wichtigsten Maßnahmen, um dem Bettnässen vorzubeugen.

- Meiden Sie Coffein (Tee, Kaffee), kohlensäurehaltige Getränke (Cola) und Schokolade am Abend. Sie können das Verlangen Wasserzulassen erhöhen und das Bettnässen verschlimmern.

3. Ratschläge für Toilettengewohnheiten

- Ermutigen Sie das Kind, doppelt Wasserzulassen vor dem zu Bett gehen. Das erste Mal Wasserlassen zur Routinebettzeit und das zweite Mal gerade vor dem Einschlafen.

- Machen Sie es zur Gewohnheit, die Toilette zu regelmäßigen Zeitpunkten über den Tag verteilt zu benutzen.

- Wecken Sie das Kind jede Nacht ungefähr drei Stunden, nachdem es eingeschlafen ist, auf, um das Einnässen zu verhindern. Wenn notwendig, nutzen Sie einen Alarm.

- Wenn Sie den häufigsten Zeitpunkt des Bettnässens bestimmen, kann die Weckzeit angepasst werden.

4. Bettnässen -Alarme

- Der Gebrauch von Bettnässen- oder Feuchtigkeitsalarmen ist die effektivste Methode, das Bettnässen zu kontrollieren und wird allgemein den Kindern älter als 7 Jahre vorbehalten.

- Bei diesem Alarm wird ein Sensor an der Unterwäsche des Kindes platziert. Wenn das Kind ins Bett macht, detektiert das Gerät die ersten Tropfen des Urins, klingelt und weckt das Kind auf. Das aufgeweckte Kind kann seinen Urin kontrollieren bis es die Toilette erreicht hat.

- Der Alarm hilft dabei, das Kind zu trainieren, damit es gerade rechtzeitig vor dem Bettnässen aufwacht.

> **Bettnässen-Alarme und Medikamententherapie sind normalerweise für Kinder älter als 7 Jahre geeignet.**

5. Blasentrainingsübungen

- Viele der einässenden Kinder haben eine kleine Blase. Das Ziel des Blasentrainings ist es, die Kapazität der Blase zu steigern.

- Während des Tages werden die Kinder dazu angehalten, eine große Menge an Wasser zu trinken und den Urin zurückzuhalten trotz des Harndrangs.

- Mit Übung kann das Kind den Urin für längere Zeit zurückhalten. Dies stärkt die Blasenmuskulatur und erhöht die Blasenkapazität.

6. Medikamentöse Therapie

Medikamente werden als letzte Möglichkeit, das Bettnässen zu stoppen, eingesetzt und werden im Allgemeinen nur bei Kindern älter als sieben Jahre verwendet. Diese sind effektiv, aber sie „heilen" das Bettnässen nicht. Sie stellen eine Notlösung dar und werden am besten vorrübergehend verwendet. Wenn die Medikamente gestoppt werden, kommt das Bettnässen normalerweise wieder. Die dauerhafte Heilung wird eher durch Bettnässen-Alarme als mit Medikamenten erzielt.

A. Desmopressin-Acetat (DDAVP):

Desmopressintabletten sind im Handel verfügbar und werden verschrieben, wenn andere Methoden erfolglos sind. Dieses Medikament setzt die Menge an Urinproduktion in der Nacht herunter und ist nur für die Kinder geeignet, die eine große Menge an Urin produzieren. Während das Kind die Medikamente einnimmt, denken Sie daran, die Flüssigkeitszufuhr am Abend zu reduzieren, um eine Wasserintoxikation zu vermeiden. Dieses Medikament wird für gewöhnlich vor dem Bettgehen gegeben und sollte an Abenden, an denen das Kind, aus irgendeinem Grund, viel Flüssigkeit getrunken hat, nicht gegeben werden. Obwohl dieses Medikament sehr wirksam ist und nur wenig

---

Beim Bettnässen ist die medikamentöse Therapie eine effektive Notlösung für einen kurzfristigen Nutzen, aber sie ist nicht kurativ.

Nebenwirkungen hat, wird sein Gebrauch dennoch aufgrund der unerschwinglichen Kosten begrenzt.

B. Imipramin:

Imipramin (ein tricyclisches Antidepressivum) hat eine relaxierende Wirkung auf die Blase und erhöht den Sphinktertonus und erhöht dadurch die Kapazität der Blase, Urin zu halten. Dieses Medikament wird normalerweise über 3-6 Monate eingenommen. Aufgrund seiner schnellen Wirkung wird das Medikament eine Stunde vor dem Bettgehen eingenommen. Dieses Medikament ist hoch wirksam, aber aufgrund von häufigen Nebenwirkungen wird es nur wählerisch eingesetzt. Nebenwirkungen sind unter Anderem Übelkeit, Erbrechen, Schwächegefühl, Verwirrung, Schläfrigkeit, Angst, Palpitationen, Sehstörungen, Mundtrockenheit und Obstipation.

C. Oxybutynin:

Oybutynin (ein Anticholinergikum) ist nützlich für das Bettnässen am Tag. Dieses Medikament setzt die Blasenkontraktion herab und erhöht die Blasenkapazität. Nebenwirkungen sind unter Anderem Mundtrockenheit, Gesichtsrötung und Obstipation.

Wann sollte bei einnässenden Kindern ein Arzt konsultiert werden?

Die Familie eines einnässenden Kindes sollte sofort einen Arzt aufsuchen, wenn das Kind:

- tagsüber einnässt
- weiterhin nach dem siebten oder achten Lebensjahr einnässt
- wieder mit Einnässen beginnt, nach einer Trockenphase von ungefähr 6 Monaten.

Beim Einnässen am Tag begleitet von Fieber, Brennen beim Wasserlassen oder Verdauungsschwierigkeiten sollte sofort ein Arzt aufgesucht werden.

- die Kontrolle bei der Defäkation oder dem Stuhlabgang verliert.

- Fieber, Schmerzen, Brennen oder häufiges Wasserlassen, ungewöhnlichen Durst und Schwellungen von Gesicht oder Füßen hat.

- einen schwachen Urinstrahl, Schwierigkeiten beim Wasserlassen hat oder beim Wasserlassen Druck aufbringen muss.

Kapitel 25
Richtige Ernährung bei chronischen Nierenerkrankungen

Die Hauptaufgabe der Nieren ist es, Abfallprodukte zu beseitigen und das Blut zu reinigen. Abgesehen davon, spielt die Niere eine wichtige Rolle bei der Ausscheidung von überschüssigem Wasser, Mineralen und Chemikalien; zudem reguliert sie im Körper Wasser und Mineralien, wie z.B. Natrium, Kalium, Kalzium, Phosphor und Bikarbonaten.

Bei Patienten mit chronischer Nierenerkrankung ist die Flüssigkeits- und Elektrolytregulation unter Umständen derangiert. Daher kann sogar eine normale Aufnahme von Wasser, Kochsalz oder Kalium zu schwerwiegenden Störungen des Wasser- und Elektrolythaushaltes führen.

Um also die funktionseingeschränkte Niere zu entlasten und Störungen des Wasser-Elektrolyt-Gleichgewichts zu vermeiden, sollten Patienten mit chronischen Nierenerkrankung ihre Ernährung gemäß den Ratschlägen ihres behandelnden Arztes oder Ernährungsberaters anpassen. Es gibt allerdings keine festgelegte Diät für Nierenpatienten. Jedem Patienten mit chronischer Nierenerkrankung wird je nach seinem klinischen Zustand, dem Grad des Nierenversagens und anderen medizinischen Problemen ein anderer Rat zu Teil. Ratschläge bezüglich der Ernährung müssen auch für ein und denselben Patienten wiederholt angepasst werden.

Die Ziele einer Ernährungstherapie bei chronischen Nierenpatienten sind:

1. Das Voranschreiten der Erkrankung zu verlangsamen und die Notwendigkeit der Dialyse hinauszuzögern.

2. Die toxischen Effekte überschüssigen Harnstoffs im Blut zu vermindern.

3. Eine optimale Ernährung beizubehalten und einer Reduktion der fettfreien Körpermasse vorzubeugen.

4. Das Risiko für Störungen des Wasser- und Elektrolythaushaltes zu vermindern.

5. Das Risiko für kardiovaskuläre Erkrankungen zu vermindern.

Allgemeine Grundsätze der Ernährungstherapie bei chronischen Nierenpatienten sind:

- Reduktion der Proteinzufuhr auf < 0.8 g/kg Körpergewicht/Tag für nicht Dialyse-pflichtige Patienten (siehe: www.KidneyEducation.com). Dialysepatienten bedürfen einer höheren Proteinzufuhr (1.0-1.2 g/kg Körpergewicht/Tag), um den Proteinverlust durch die Prozedur auszugleichen.

- Angemessene Zufuhr von Kohlenhydraten zur Energieversorgung.

- Mäßige Zufuhr von Fetten. Reduzieren Sie den Verzehr von Butter, Butterschmalz und Öl.

- Begrenzung der Flüssigkeits- und Wasseraufnahme bei Auftreten von Schwellungen (Ödemen).

- Reduktion der Zufuhr von Natrium, Kalium und Phosphor im Essen

- Zufuhr von Vitaminen und Spurenelementen in angemessener Menge. Eine ballaststoffreiche Ernährung ist zu empfehlen.

Nähere Informationen zur Auswahl und Einstellung der Ernährung von chronischen Nierenpatienten:

1. Hohe Kalorienzufuhr

Der Körper braucht Kalorien für tagtägliche Aktivitäten sowie zur Aufrechterhaltung von Körpertemperatur, Wachstum und einem angemessenem Körpergewicht. Kalorien werden vornehmlich von Kohlenhydraten und Fetten geliefert. Der normale Kalorienbedarf eines Patienten mit chronischer Nierenerkrankung ist 35-40 kcal/kg Körpergewicht am Tag. Ist die Kalorienzufuhr unzureichend, verwendet der Körper Proteine um Kalorien bereitzustellen. Der Abbau von Proteinen kann schädliche Auswirkungen haben, wie z.B. Mangelernährung und die erhöhte Produktion von Abfallstoffen. Daher ist es sehr wichtig, chronischen Nierenpatienten ausreichend Kalorien zuzuführen. Den Kalorienbedarf anhand des optimalen und nicht des aktuellen Körpergewichts zu berechnen ist hierbei entscheidend.

Kohlenhydraten

Kohlenhydrate sind die Primärquelle des Körpers für Kalorien. Zu finden sind sie in Weizen, Getreide, Reise, Kartoffeln, Obst und Gemüse, Zucker, Honig, Keksen, Kuchen, Süßigkeiten und Erfrischungsgetränken. Diabetiker und übergewichtige Patienten müssen ihre Kohlenhydrataufnahme einschränken. Am besten ist es komplexe Kohlenhydrate aus Getreidesorten zu sich zu nehmen, z.B. Vollkorn oder rungeschälten Reis, welche zudem reich an Ballaststoffen sein. In der Ernährung sollten diese einen großen Teil der Kohlenhydrate darstellen. Besonders bei Diabetikern sollten alle anderen Lebensmittel, die einfache Zucker enthalten, nicht mehr als 20% der gesamten Kohlenhydrataufnahme ausmachen. Solange sich Nachspeisen mit Schokolade, Nüssen oder Bananen in Grenzen halten, können Nicht-Diabetiker ihren Kalorienbedarf anstelle von Proteinen mit Kohlenhydraten in Form von Obst, Torten, Kuchen, Keksen, Marmelade oder Honig decken.

Fette

Fette sind für den Körper eine wichtige Quelle für Kalorien und enthalten zweimal mehr davon als Kohlenhydrate und Proteine. Ungesättigte oder „gute" Fette, wie in Oliven-, Erdnuss-, Raps-, Färberdistel- und Sonnenblumenöl sowie Fisch und Nüssen, sind besser als gesättigte oder „schlechte" Fette, wie sie in rotem Fleisch, Geflügel, Vollmilch, Butter, Käse, Kokosnuss und Schmalz vorkommen. Chronische Nierenpatienten sollten den Verzehr von gesättigten Fetten und Cholesterin reduzieren, da diese Herzerkrankungen verursachen können.

Bei den ungesättigten Fettsäuren ist es wichtig auf die Anteile einfach und mehrfach ungesättigter Fette zu achten. Übergroße Mengen mehrfach ungesättigter omega-6 Fettsäuren sowie ein sehr hohes omega-6/omega-3 Verhältnis sind schädlich, wohingegen eine geringes Verhältnis günstige Effekte hat. Das lässt sich gut durch den Verzehr verschiedener Pflanzenöle anstelle eines einzigen erreichen. Lebensmittel, die trans-Fette enthalten, wie z.B. Kartoffelchips, Doughnuts, kommerziell hergestellte Kekse und Kuchen, sind potentiell gefährlich und sollten vermieden werden.

2. Verringerte Proteinaufnahme

Proteine sind für die Reparatur und Aufrechterhaltung von Körpergewebe essentiell. Sie sind ebenso für die Wundheilung und die Abwehr von Infektionen hilfreich. Eine Reduktion der Proteinaufnahme (< 0,8 g/kg Körpergewicht/ Tag) wird nicht Dialyse-pflichtigen Patienten mit chronischer Nierenerkrankung empfohlen, um den fortschreitenden Funktionsverlust zu verlangsamen und die Notwendigkeit von Dialyse und Nierentransplantation hinauszuzögern. Eine zu strenge Begrenzung der Proteinzufuhr sollte allerdings vermieden werden, da das Risiko einer Mangelernährung besteht.

Geringer Appetit ist ein gängiges Phänomen bei Patienten mit chronischer Nierenerkrankung. Zusammen mit einer starken Einschränkung der Proteinaufnahme führt das leicht zu schlechter Ernährung, Gewichtsverlust, Energiemangel und verringerter Widerstandsfähigkeit, was das Risiko lebensbedrohlicher Situationen erhöht. Proteine mit hohem biologischem Wert, wie etwa tierisches Eiweiß (Fleisch, Geflügel und Fisch), Eier und Tofu sind vorzuziehen. Proteinreiche Ernährung (z.B. Atkins Diät) sollte von chronischen Nierenpatienten vermieden werden. Ebenso sollte die Verwendung von Substanzen wie Kreatin zum Muskelaufbau vermieden werden, sofern sie nicht von einem Arzt oder Diätberater verordnet ist. Dennoch sollte, sobald der Patient Dialyse-pflichtig ist, die Proteinzufuhr auf 1,0-1,2 g/kg Körpergewicht/

Tag erhöht werden, um den Verlust während des Verfahrens auszugleichen.

3. Flüssigkeitszufuhr

Warum müssen chronische Nierenpatienten hinsichtlich ihrer Flüssigkeitszufuhr vorsichtig sein?

Die Nieren spielen eine wichtige Rolle bei der Aufrechterhaltung des Wasserhaushaltes, indem sie überschüssiges Wasser in Form von Urin ausscheiden. Die Urinmenge chronischer Nierenpatienten verringert sich üblicher Weise mit schlechter werdender Nierenfunktion. Verringerte Urinausscheidung führt zu Flüssigkeitsretention, was sich in einem aufgedunsenem Gesicht, geschwollenen Beinen und Händen sowie hohem Blutdruck äußert. Flüssigkeitsansammlungen in der Lunge (genannt Lungenstauung oder Ödem) führt zu Kurzatmigkeit und Atembeschwerden. Unbehandelt ist dieser Zustand lebensbedrohlich.

Welche Hinweise deuten auf überschüssiges Wasser im Körper hin?

Überschüssiges Wasser im Körper wird auch Flüssigkeitsbelastung genannt. Geschwollene Beine (Ödeme), Aszitis (Wasseransammlung in der Bauchhöhle), Kurzatmigkeit und starke Gewichtszunahme in kurzer Zeit deuten auf diese Flüssigkeitsbelastung hin.

Welche Vorsichtsmaßnahmen muss ein chronischer Nierenpatient ergreifen um seine Flüssigkeitszufuhr zu kontrollieren?

Um Flüssigkeitsüber- oder Unterversorgung zu vermeiden, sollte die Flüssigkeitszufuhr den Empfehlungen des Arztes entsprechen und dokumentiert werden. Das erlaubte Flüssigkeitsvolumen kann von Patient zu Patient variieren und wird an Hand der ausgeschiedenen Urinmenge und des Flüssigkeitsstatus jedes Patienten errechnet.

Wie viel Flüssigkeit sollte ein chronischer Nierenpatient zu sich nehmen?

- Patienten ohne Ödeme und angemessener Harnausscheidung ist eine uneingeschränkte Wasser- und Flüssigkeitsaufnahme gestattet. Es ist ein weit verbreiteter Irrglaube, dass Nierenpatienten zum Schutz ihrer Nieren große Flüssigkeitsmengen zu sich nehmen sollten. Das erlaubte Flüssigkeitsvolumen hängt vom klinischen Status und der Nierenfunktion des Patienten ab.

- Patienten mit Ödemen und reduzierter Harnausscheidung sind angehalten, die Flüssigkeitsaufnahme zu beschränken. Um Schwellungen zu vermeiden, sollte die Flüssigkeitsaufnahme binnen 24 Stunden die täglich ausgeschiedene Harnmenge unterschreiten.

- Bei Pateinten ohne Ödeme ist zur Vermeidung von Flüssigkeitsbelastung oder -mangel die ausgeschiedene Urinmenge der letzten Tage plus 500ml an täglicher Volumenzufuhr erlaubt. Die zusätzlichen 500ml kompensieren in etwa den Flüssigkeitsverlust durch Schwitzen und Atmen.

Warum müssen chronische Nierenpatienten täglich über ihr Gewicht Buch führen?

Patienten sollten zur Überwachung des Flüssigkeitsvolumens im Körper als auch dessen Ab- und Zunahme täglich Aufzeichnungen über ihr Gewicht führen. Wenn den Anweisungen bezüglich der Flüssigkeitszunahme strikt Folge geleistet wird bleibt das Körpergewicht konstant. Eine plötzliche Gewichtszunahme deutet auf eine Flüssigkeitsüberlastung durch vermehrte Flüssigkeitszufuhr hin. Eine Gewichtszunahme gemahnt den Patienten an die Notwendigkeit einer akribischeren Flüssigkeitsrestriktion. Gewichtsabnahmen treten normalerweise als kombinierter Effekt aus verminderter Flüssigkeitszufuhr und einer Reaktion auf Diuretika auf.

Tips zur Reduktion der Flüssigkeitszufuhr:

Es ist schwierig die Flüssigkeitszufuhr zu beschränken, aber diese Tipps werden Ihnen helfen:

1. Wiegen Sie sich jeden Tag zur selben Zeit und passen Sie ihre Flüssigkeitsaufnahme entsprechend an.

2. Der Arzt berät Sie darüber, wie viel Flüssigkeit Sie pro Tag zu sich nehmen dürfen. Rechnen Sie dementsprechend und halten Sie sich an die täglich abgemessene Menge. Denken Sie daran, dass zur Flüssigkeitszufuhr nicht nur Wasser sondern auch Tee, Kaffee, Milch, Saft, Speiseeis, Erfrischungsgetränke, Suppen und andere Lebensmittel mit einem hohen Wasseranteil zählen, wie z.B. Wassermelonen, Weintrauben, Salat, Tomaten, Sellerie, Bratensaft, Gelatine und gefrorene Süßigkeiten wie Eis am Stiel.

3. Vermeiden Sie salzige, würzige und frittierte Speisen bei Ihrer Ernährung, da diese durstig machen und zu größerer Flüssigkeitsaufnahme führen.

4. Trinken Sie nur wenn Sie durstig sind und nicht aus Gewohnheit oder weil alle anderen auch trinken.

5. Trinken Sie nur wenig oder lutschen sie einen Eiswürfeln, wenn Sie durstig sind. Eis bleibt länger im Mund und ist daher befriedigender als die gleiche Menge Wasser. Vergessen Sie nicht Eis als Flüssigkeitsaufnahme zu protokollieren. Zur Vereinfachung der Rechnung frieren Sie die zugeteilte Wassermenge in einen Eiswürfelbehälter weg.

6. Gegen einen trockenen Mund kann man mit Wasser gurgeln ohne es zu schlucken. Zudem helfen bei trockenem Mund Kaugummi kauen, Lutschen von Bonbons, Zitronenschnitzen oder Minze sowie Mundspülungen zum Befeuchten des Mundes.

7. Benutzen Sie immer einen kleinen Becher oder ein kleines Glas für ihre Getränke, um die Flüssigkeitszufuhr zu reduzieren.

8. Als Patient muss man sich beschäftigt halten. Wenn der Patient wenig zu tun, hat er öfter das Bedürfnis Wasser zu trinken.

9. Hoher Blutzucker bei Diabetikern kann den Durst vergrößern. Eine stringente Kontrolle des Blutzuckers ist essentiell um Durst zu reduzieren.

10. Da hohe Temperaturen das Durstgefühl steigern wird empfohlen, jegliche Maßnahmen zu ergreifen um bei angenehmer Kühle leben zu können.

Wie sollte man die verschriebene tägliche Flüssigkeitsmenge errechnen und zu sich nehmen?

- Füllen Sie einen Behälter mit Wasser mit genau der Menge, die der Arzt zur täglichen Flüssigkeitszufuhr verschrieben hat.

- Der Patient muss immer daran denken, dass nicht mehr als diese Menge an Flüssigkeitszufuhr für den Tag erlaubt ist.

- Immer wenn der Patient eine bestimmte Menge Flüssigkeit zu sich nimmt, sollte dieselbe Menge Flüssigkeit aus dem Wasserbehälter entnommen und weggeschüttet werden.

- Sobald der Behälter leer ist, hat der Patient sein Flüssigkeitskontingent für den Tag verbraucht und sollte nichts mehr trinken.

- Um einen Bedarf nach zusätzlicher Flüssigkeit zu vermeiden, sollte man die gesamte Flüssigkeitsaufnahme gleichmäßig über den Tag verteilen.

- Sofern diese Methode täglich angewandt und befolgt wird, versorgt sie den Patienten mit der täglich verschriebenen Flüssigkeitsmenge und vermeidet übermäßige Flüssigkeitszufuhr.

4. Salz- (Natrium-) arme Ernährung

Warum ist wenig Salz in der Ernährung von chronischen Nierenpatienten ratsam?

Salz in unserer Ernährung ist für die Aufrechterhaltung des Blutvolumens und für die Regulierung des Blutdrucks wichtig. Unsere Nieren spielen eine wichtige Rolle bei der Natrium-Regulation. Die Nieren von chronischen Nierenpatienten können Natrium und überschüssige Flüssigkeit nicht aus dem Körper entfernen, weshalb sich Natrium und Wasser im Körper anreichern. Ein erhöhter Natriumgehalt im Körper führt zu vermehrtem Durst, Schwellungen, Kurzatmigkeit und erhöhtem Blutdruck. Um diesen Problemen vorzubeugen oder sie zu reduzieren müssen chronische Nierenpatienten die Natriumaufnahme durch ihre Ernährung verringern.

Was ist der Unterschied zwischen Natrium und Salz?

Die Bezeichnungen Natrium und Salz werden oft synonym verwendet. Kochsalz (Tafelsalz) ist Natriumchlorid und enthält 40% Natrium. Salz ist die hauptsächliche Quelle für Natrium in unserer Ernährung. Salz ist aber nicht die einzige Natriumquelle. Es gibt eine Reihe anderer Natrium-Komponenten in unserem Essen, z.B.:

- Natriumalginat: Verwendet in Speiseeis und Schokoladenmilch

- Natriumbikarbonat: Verwendet in Backpulver und Natron

- Natriumbenzoat: Verwendet als Konservierungsstoff in Soßen

- Natriumcitrat: Verwendet als Geschmacksverstärker in Gelatine, Nachspeisen und Getränken

- Natriumnitrat: Verwendet bei der Haltbarmachung und Färbung von verarbeitetem Fleisch

- Natriumsaccharid: Verwendet als künstliches Süßungsmittel

- Natriumsulfit: Verwendet um die Entfärbung von Trockenfrüchten zu verhindern

Die oben genannten Stoffe enthalten Natrium, schmecken aber nicht salzig. In diesen Stoffen ist Natrium versteckt.

Wie viel Salz sollte man zu sich nehmen?

Die durchschnittliche Salzaufnahme pro Tag beträgt etwa 10 bis 15 Gramm (4-5 Gramm Natrium). Chronische Nierenpatienten sollten Salz gemäß den Empfehlungen des Arztes zu sich nehmen. Patienten mit Ödemen (Schwellungen) und hohem Blutdruck wird normalerweise geraten weniger als 2 Gramm Natrium pro Tag zu sich zu nehmen.

Welche Nahrungsmittel enthalten viel Natrium?

Nahrungsmittel mit hohem Natriumgehalt beinhalten:

1. Tafelsalz (Kochsalz), Backpulver

2. Verarbeitet Lebensmittel wie z.B. Dosenessen, Fast Food und Aufschnitt

3. Fertigsoßen

4. Kräuter und Gewürze wie z.B. Fischsoße und Sojasoße

5. Gebackene Gerichte, wie z.B. Kekse, Kuchen, Pizza und Brot

6. Waffeln, Chips, Popcorn, gesalzene Erdnüsse, gesalzene Trockenfrüchte wie etwa Cashewnüsse und Pistazien

7. Kommerziell gesalzene Butter und Käse

8. Fertiggerichte, wie z.B. Nudeln, Spaghetti, Makkaroni und Cornflakes

9. Gemüse, wie z.B. Kohl, Blumenkohl, Spinat, Rettich, rote Beete und Koriandergrün

10. Kokosnusssaft

11. Arzneimittel, wie z.B. Natriumbikarbonat-Tabletten, Säureblocker und Abführmittel

12. Nicht-vegetarische Lebensmittel, wie z.B. Fleisch, Huhn und tierische Innereien wie z.B. Nieren, Leber und Hirn

13. Meeresfrüchte, wie z.B. Krabben, Hummer, Austern, Shrimps, ölhaltiger und getrockneter Fisch

Praktische Tips zur Reduktion von Natrium im Essen

1. Schränken sie die Natriumaufnahme ein und vermeiden Sie zusätzliches Salz und Backnatron in der Ernährung. Kochen Sie

ohne Salz und fügen Sie separat die erlaubte Menge Salz hinzu. Das ist die beste Vorgehensweise, um die Salzzufuhr zu verringern und den Verzehr der pro Tag verschriebenen Menge Salz zu gewährleisten.

2. Vermeiden sie Nahrungsmittel mit hohem Natriumgehalt (wie oben aufgelistet).

3. Servieren Sie kein Salz oder salzhaltige Würzmischungen am Tisch oder verbannen Sie von vornherein den Salzstreuer vom Essenstisch.

4. Lesen Sie aufmerksam die Etiketten von kommerziell erhältlichem, fertig zubereitetem Essen. Suchen Sie nicht nur nach Salz sondern auch nach anderen natriumhaltigen Inhaltsstoffen. Überprüfen Sie die Etiketten ganz genau und wählen Sie nur „natriumfreie" oder „natriumarme" Lebensmittel. Stellen Sie außerdem sicher, dass Natrium in diesen Essenswaren nicht durch Kalium ersetzt wurde.

5. Überprüfen Sie den Natriumgehalt in Ihrer Medikation.

6. Bringen Sie Gemüse mit hohem Natriumgehalt zum Kochen. Kippen Sie das Wasser weg. Das kann den Natriumgehalt im Gemüse verringern.

7. Um eine salz-arme Ernährung schmackhaft zu machen kann man mit anderen Gewürzen und Zutaten arbeiten, z.B. Knoblauch, Zwiebeln, Zitronensaft, Lorbeer, Tamarindenpaste, Essig, Zimt, Nelken, Muskat, schwarzer Pfeffer und Kreuzkümmel.

8. Vorsicht! Vermeiden Sie Salzersatzstoffe, da diese reich an Kalium sind. Der hohe Kaliumgehalt von Salzersatzstoffen kann in chronischen Nierenpatienten zu gefährlich hohen Kaliumkonzentrationen im Blut führen.

9. Trinken Sie kein enthärtetes Wasser. Beim Wasserenthärten wird Kalzium durch Natrium ersetzt. Per Umkehrosmose gereinigtes Wasser ist mineralienarm, einschließlich Natrium.

10. Wenn Sie im Restaurant essen, suchen Sie natriumarme Speisen aus.

5. Kaliumarme Ernährung

Warum ist eine kaliumarme Ernährung für chronischen Nierenpatienten ratsam?

Kalium ist für den Körper ein wichtiges Mineral, welches für die korrekte Funktion von Muskeln und Nerven sowie für einen regelmäßigen Herzschlag gebraucht wird. Normalerweise wird die Kaliumkonzentration im Körper durch den Verzehr von kaliumreicher Nahrung und durch das Ausscheiden von überschüssigem Kalium über den Urin ausbalanciert. Bei Patienten mit chronischer Nierenerkrankung ist die Ausscheidung von überschüssigem Kalium über den Urin möglicherweise unzureichend, was zu einer Anreicherung von hohen Kaliumkonzentrationen im Blut führen kann (Hyperkalämie). Das Risiko einer Hyperkalämie ist bei Patienten an der Peritonealdialyse geringer als bei denen an der Hämodialyse. Das Risiko unterscheidet sich in beiden Gruppen, da der Dialyseprozess in der Peritonealdialyse kontinuierlich, bei der Hämodialyse hingegen intermittierend ist.

Hohe Kaliumkonzentrationen können schwerwiegende Muskelschwäche oder eine potentiell gefährliche Herzrythmusstörung verursachen. Ist das Kalium sehr hoch, kann das Herz unerwartet aufhören zu schlagen und plötzlichen Herztod verursachen. Hohe Kaliumkonzentrationen können ohne merkliche Hinweise oder Symptome lebensbedrohlich sein (weshalb Kalium als geräuschloser Killer bekannt ist).

Um schwerwiegende Konsequenzen durch hohes Kalium zu vermeiden, sind chronische Nierenpatienten dazu angehalten, die Kaliumaufnahme in ihrer Ernährung zu limitieren.

Was ist die normale Kaliumkonzentration im Blut? Wann gilt sie als hoch?

- Das normale Serumkalium (Kaliumkonzentration im Blut) beträgt 3,5 bis 5,0 mEq/L.

- Liegt das Serumkalium zwischen 5,0 und 6,0 mEq/L muss die Kaliumaufnahme mit der Nahrung reduziert werden.

- Ist das Serumkalium größer als 6,0 mEq/L bedarf es aktiver medizinischer Maßnahmen, um es zu senken.

- Ein Serumkalium über 7,0 mEq/L ist lebensbedrohlich und erfordert sofortige Behandlung, wie z.B. Notfalldialyse.

Lebensmitteleinteilung nach ihrem Kaliumgehalt

Um eine vernünftige Überwachung des Kaliumspiegels im Blut aufrecht zu erhalten, muss die Nahrungsaufnahme entsprechend des ärztlichen Rates angepasst werden. Auf der Grundlage des Kaliumgehaltes werden Lebensmittel in drei verschiedene Gruppen eingeteilt (hoher, mittlerer und niedriger Kaliumgehalt).

Hoher Kaliumgehalt = mehr als 200 mg/ 100 g Lebensmittel

Mittlerer Kaliumgehalt = 100 bis 200 mg/ 100 g Lebensmittel

Niedriger Kaliumgehalt = weniger als 100 mg/ 100 g Lebensmittel

Lebensmittel mit hohem Kaliumgehalt

- **Obst:** Frische aprikose, reife banane, brei apfel, guave, granatapfel, frische kokosnuss, kiwi, reife mango, netzannone, orangen, papaya, pfirsich, pflaume und stachelbeere.

- **Gemüse:** Brokkoli, drumstick, guarbohne, kartoffel, koriander, kürbis, pilze, rohe papaya, spinat, süßkartoffel, tomaten und yamswurzel.

- **Trockenfrüchte:** Cashewnuss, dattel, mandel, trockenfeigen, rosinen, walnuss.

- **Getreide:** Weizenmehl.

- **Hülsenfrüchte:** Rote und schwarze bohnen, mungobohnen.

- **Nicht-vegetarische Lebensmittel:** Fisch, wie z.B. sardellen und makrelen, schalentiere, wie z.B. garnelen, hummer und krabben, und rindfleisch.

- **Getränke:** Bier, büffelmilch, kohlensäurehaltige erfrischungsgetränke, kokosnusssaft, frische fruchtsäfte, kondensmilch, kuhmilch, schokolade drinks, suppe und wein.

- **Sonstiges:** Kartoffelchips, schokolade, schokoladenkuchen, schokoladeneis, salzersatz und tomatensauce.

Lebensmittel mit mittlerem Kaliumgehalt

- **Obst:** Birnen, reifen Kirschen, Litschi, süße Limette, Trauben und Wassermelone.

- **Gemüse:** Unreife Banane, Rote Bete, Birnen, Bittermelone, Blumenkohl, grüne Bohnen, Färberdistelblüten, reifen Kirschen, Kohl, Karotte, Okra, Rettich, Sellerie, Trauben, Zuckermais und Zwiebel.

- **Getreide:** Allzweck-Mehl, Gerste, Reisflocken (gepresster Reis), Weizennudeln und Weizenvermicelli.

- **Nicht-vegetarische Lebensmittel:** Leber.

- **Getränke:** Käsebruch.

Lebensmittel mit niedrigem Kaliumgehalt

- **Obst:** Ananas, Apfel, Brombeere, Erdbeere und Zitrone.

- **Gemüse:** Flaschenkürbis, Gurke, Knoblauch, Kopfsalat, gefleckter Kürbis, Paprikaschote und Saubohnen.

- **Getreide:** Rava, Reis und Weizengrieß.

- **Hülsenfrüchte:** Grüne Erbsen.

- **Nicht-vegetarische Lebensmittel:** Ei, Hühnchen, Lamm, Rindfleisch und Schwein.

- **Getränke:** Coca Cola, Erfrischungsgetränke, Kaffee, Limonade und Limettensaft mit Wasser.

- **Sonstiges:** Essig, Honig, getrockneter Ingwer, Minzblätter, Muskatnuss, Nelken, schwarzer Pfeffer und Senf.

Praktische Tips zur Reduktion von Kalium im Essen

1. Essen Sie ein Obst am Tag, vorzugsweise mit wenig Kalium.

2. Trinken Sie eine Tasse Tee oder Kaffee am Tag.

3. Kaliumhaltige Gemüsesorten sollten erst konsumiert werden, nachdem der Kaliumgehalt verringert wurde (siehe weiter unten).

4. Vermeiden Sie Kokosnusssaft, Fruchtsäfte und Lebensmittel mit hohem Kaliumgehalt (wie oben aufgelistet).

5. Fast alle Lebensmittel enthalten Kalium, daher ist der Schlüssel, wenn möglich, Lebensmittel mit geringem Kaliumgehalt vorzuziehen.

6. Eine Kaliumreduktion ist nicht nur für chronische Nierenpatienten in der Prädialyse, sondern auch nach Beginn der Dialyse wichtig.

Wie reduziert man den Kaliumgehalt von Gemüse?

- Schälen Sie das Gemüse und schneiden Sie es in kleine Stücke.

- Waschen Sie das Gemüse mit lauwarmem Wasser und geben Sie es in einen großen Topf.

- Füllen Sie den Topf mit heißem Wasser (die Wassermenge muss vier- bis fünfmal dem Volumen des Gemüses entsprechen) und weichen Sie das Gemüse mindestens für eine Stunde ein.

- Nachdem das Gemüse 2-3 Stunden eingeweicht wurde, waschen Sie es dreimal mit warmem Wasser.

- Kochen Sie das Gemüse anschließend in frischem Wasser. Gießen Sie das Wasser ab.

- Kochen Sie das Gemüse wie gewünscht.

- Obwohl es möglich ist, den Kaliumgehalt in Gemüse zu verringern, ist es dennoch ratsam, sehr kaliumhaltige Gemüsesorten zu vermeiden oder sie nur in geringen Mengen zu sich zu nehmen.

- Da die Vitamine in gekochtem Gemüse verloren gehen, sollte ein Vitaminersatz gemäß des ärztlichen Rates eingenommen werden.

Besondere Tips zum Auslaugen von Kalium aus Kartoffeln

- Es ist wichtig die Kartoffeln in kleinere Stücke zu schneiden, zu würfeln oder zu raspeln. Die Vergrößerung der Oberfläche der Kartoffeln, die bei dieser Methode Wasser ausgesetzt werden, hilft dabei den Kaliumverlust der Kartoffeln zu vergrößern.

- Hier macht die Wassertemperatur beim Einweichen oder Kochen der Kartoffeln den Unterschied.

- Es ist hilfreich, große Wassermengen zum Einweichen und Kochen der Kartoffeln zu verwenden.

6. Phosphorarme Ernährung

Warum müssen chronische Nierenpatienten Nahrung mit einem niedrigem Phosphorgehalt zu sich nehmen?

- Phosphor ist ein Mineral, welches für den gesunden und starken Knochenbau notwendig ist. Erhöhtes Phosphor im Essen wird vom Körper über den Urin ausgeschieden. Dadurch werden die Phosphorwerte im Blut aufrechterhalten.

- Der Normalwert von Phosphor im Blut liegt bei 4.0 bis 5.5 mg/dl.

- Chronische Nierenpatienten kann zusätzlich aufgenommener Phosphor durch die Nahrung nicht verwerten, was zu einem Anstieg von Phosphor im Blut führt. Erhöhtes Phosphat kann das Auswaschen von Kalzium aus den Knochen verursachten und macht diese demnach schwächer.

- Erhöhte Phosphorwerte können auch andere Probleme, wie Juckreiz, Muskel- und Knochenschwäche, Knochenschmerzen, Steifheit und Gewebeschmerzen hervorrufen.

Welche Lebensmittel mit hohem Phosphoranteil sollten reduziert oder vermieden werden?

Lebensmittel mit hohem Phosphorgehalt sind:

- **Milch und Milchprodukte:** Käse, Schokolade, Kondensmilch, Eis, Milchshakes.

- **Trockenfrüchte:** Cashewnüsse, Mandeln, Pistazien, Getrocknete Kokosnuss, Wallnüsse.

- **Kalte Getränke:** Coca Cola, Bier.

- Karotten, Mais, Erdnüsse, Frische Erbsen, Süßkartoffeln.

- **Tierische Proteine:** Fleisch, Hühnchen, Fisch und Eier.

7. Erhöhte Vitamin- und Ballaststoffaufnahme

Chronische Nierenpatienten leiden generell an mangelhafter Zufuhr von Vitaminen während der Prädialysezeit aufgrund von Appetitlosigkeit, und einer übermäßig eingeschränkten Ernährung, um das Fortschreiten der Nierenerkrankung zu verzögern. Bestimmte Vitamine – vor allem wasserlösliches Vitamin B, Vitamin C und Folsäure – gehen durch die Dialyse verloren.

Um die mangelhafte Zufuhr oder den Verlust dieser Vitamine zu kompensieren, benötigen chronische Nierenpatienten normalerweise Nahrungsergänzungspräparate, die wasserlösliche Vitamine und Spurenelemente enthalten. Eine hohe Ballaststoffaufnahme ist bei chronischen Nierenpatienten von Vorteil. Die Patienten sind daher beraten mehr frisches Gemüse und Vitamin- und Ballaststoffen-reiche Früchte zu essen, wohingegen die Lebensmittel, die einen hohen Kaliumgehalt haben, zu vermeiden.

Gestaltung des täglichen Essens

Für chronische Nierenpatienten wird die tägliche Essens- und Wasseraufnahme durch einen Diätologen geplant und festgelegt, in Absprache mit einem Nephrologen.

Grundlagen für einen Ernährungsplan sind:

1. **Wasser- und Flüssigkeitsaufnahme:** Die Trinkmenge sollte

eingeschränkt werden, je nach Angabe des Arztes. Eine Gewichtstabelle muss geführt werden. Jegliche unangemessene Gewichtszunahme kann auf eine erhöhte Flüssigkeitsaufnahme hindeuten.

2. **Kohlenhydrate:** Um eine ausreichende Kalorienaufnahme zu gewährleisten, kann der chronische Nierenpatient Zucker und Glukose-haltige Nahrung essen sowie Zerealien, es sei denn Er/Sie ist nicht Diabetiker.

3. **Eiweiß:** Mageres Fleisch, Milch, Zerealien, Hülsenfrüchte, Eier und Hühnchen sind die Haupteiweißquellen. Chronische Nierenpatienten, die nicht an der Dialyse sind, sind gut beraten weniger als 0.8 Gramm/kg Körpergewicht/Tag an Eiweiß aufzunehmen. Sobald die Dialyse beginnt, kann die Nahrungsaufnahme auf 1-1.2 Gramm/kg Körpergewicht/Tag erhöht werden.

Peritonealdialysepatienten dürfen mehr als 1.5 Gramm/kg Körpergewicht Eiweiß am Tag aufnehmen. Während tierische Eiweiße alle notwendigen Aminosäuren enthalten (auch bekannt als komplette Eiweiße oder Eiweiße mit einem hohem biologischen Wert) und geeignet sind, sollten diese eingeschränkt werden bei Patienten, die noch nicht an der Dialyse sind, weil dies das Fortschreiten der Nierenerkrankung beschleunigt.

4. **Fette:** Fette dienen als Energiereserve, da sie viele Kalorien enthalten. Einfachungesättigte und mehrfachungesättigte Fette, die in Olivenöl, Distelöl, Rapsöl und Soyabohnenöl vorkommen, sollten in geringen Mengen aufgenommen werden. Zusätzlich sollten ungesättigte Fette, wie Schweineschmalz, vermieden werden.

5. **Salz:** Die meisten Patienten sollten eine Salz-arme Ernährung zu sich nehmen. Eine Salz-frei Ernährung ist empfehlenswert. Schauen Sie sich das Lebensmitteletikett an und achten Sie auf Natrium-armes Essen, aber stellen Sie sicher, dass Sie die Salzersatzstoffe

mit einem hohen Kaliumgehalt auch vermeiden. Lesen Sie das Lebensmitteletikett und achten Sie auf Nahrungsmittel, die Natrium, wie Natriumbikarbonat (Backpulver) und vermeiden Sie diese.

6. **Zerealien:** Reis- und Reisprodukte, wie abgeflachter Reis, können gegessen werden. Um eine Monotonie im Geschmack zu vermeiden, können Sie verschiedene Zerealien, wie Weizen, Reis, Sago, Grieß, Mehl, und Kornflaks, abwechselnd zu sich nehmen. Kleine Mengen an Mais und Gerste sind gut.

7. **Gemüse:** Gemüse mit wenig Kalium dürfen reichlich gegessen werden. Aber Gemüse mit einem hohen Kaliumgehalt müssen vor dem Verzehr behandelt werden um das Kalium zu beseitigen. Um den Geschmack zu verbessern kann Zitronensaft dazugegeben werden.

8. **Früchte:** Früchte mit niedrigem Kaliumgehalt, wie Äpfel, Papaya und Beeren, dürfen Sie einmal pro Tag zu sich nehmen. Am Tag der Dialyse kann beliebig eine Frucht gegessen werden. Auf Fruchtsäfte und Kokosnusswasser muss verzichtet werden.

9. **Milch und Milchprodukte:** Milch und Milchprodukte, wie Milch, Joghurt und Käse, enthalten viel Phosphor und sollten eingeschränkt werden. Andere Milchprodukte, die Phosphor-arm sind, wie Butter, Rahmkäse, Ricotta-Käse, Limonade und Laktose-freie geschlagene Garnierungen (Schlagsahne) können gegessen werden.

10. **Kalte Getränke:** Vermeiden Sie dunkel-gefärbte Limonaden, da diese Phosphor-reich sind. Trinken Sie keine Fruchtsäfte oder Kokosnusswasser aufgrund des hohen Phosphorgehalts.

11. **Getrocknete Früchte:** Getrocknete Früchte, Erdnüsse, Sesamkörner, frische und getrocknete Kokosnuss sind zu vermeiden.

Glossar

Abstoßung: Wenn der Körper ein transplantiertes Organ durch sein Immunsystem als nicht eigen erkennt, stößt er es im Zuge einer Abstoßungsreaktion ab.

Akutes Nierenversagen: Dieser Begriff beschreibt den Zustand eines plötzlichen Verlustes der Nierenfunktion. Diese Art des Nierenschadens ist normalerweise reversibel und zeitlich beschränkt.

Anämie: Sobald das Hämoglobin, ein gängiger Laborparameter, unter einen definierten Grenzwert fällt, spricht man von einer Anämie. Diese führt zu Schwäche, Müdigkeit und Kurzatmigkeit bei Anstrengung. Eine Anämie tritt bei chronischen Nierenerkrankungen häufig auf, da das Erythropoetin (EPO) in der geschädigten Niere nicht mehr ausreichend produziert wird. Erythropoetin führt zur Produktion von Hämoglobin.

Arteriovenöse Fistel (AV-Fistel): Eine arteriovenöse Fistel wird, im Zuge einer Dialyse, operativ angelegt. Dies beschreibt die Herstellung einer künstlichen Verbindung zwischen Arterie und Vene, die üblicherweise im Unterarm durchgeführt wird. Durch den hohen Druck, der im arteriellen System herrscht, vergrößert sich der Durchmesser der Vene und vereinfacht so den wiederholten Zugang, der für die Hämodialyse benötigt wird.

Automatisierte Peritonealdialyse (APD): siehe zyklische Peritonealdialyse (CCPD).

Benigne Prostata Hyperplasie (BPH): Mit steigendem Alter der Mannes nimmt in der Regel auch die Größe seiner Prostata zu. Eine BPH ist ein gutartiger nicht-kanzeröser Prozess, der zur Kompression der Harnröhre führt und so das Urinieren erschwert.

Blutdruck: Beschreibt die Kraft pro Fläche, die während Kontraktion (Systole) und Entspannung (Diastole) des Herzens, auf die Wände der Blutgefäße ausgeübt wird. Der Blutdruck zählt zu den Basisvitalparametern und besteht aus zwei Nummern. Die erste Zahl, der systolische Blutdruck, misst die Druckspitze, wenn sich das Herz anspannt, kontrahiert und Blut auswirft. Bei der zweiten Zahl, dem diastolischen Wert, handelt es sich um eine Druckmessung während sich das Herz in der Entspannungs- und Füllungsphase befindet.

Bluthochdruck: Beschreibt den Zustand eines zu hohen Blutdruckes.

Chronische Niereninsuffizienz (CKD): Über Monate und Jahre allmählich zunehmender und irreversibler Verlust der Nierenfunktion. Die chronische Niereninsuffizienz ist eine nicht heilbare Erkrankung, die letztlich im Nierenversagen (ESKD) mündet.

Diabetische Nephropathie: Ein langandauernder Diabetes mellitus fügt den kleinen Blutgefäßen der Niere zunehmenden Schaden zu. Zu Beginn führt dies zu Proteinverlust über die Niere. Schließlich kommt es zu Bluthochdruck, einer Erhöhung der Blutfette, sowie zu Wassereinlagerungen im Gewebe (Ödeme). Letztlich führt die diabetische Nephropathie zu einem stetigen Funktionsverlust der Niere, bis sie in einem dialysepflichtigen Nierenversagen mündet. Die diabetische Nephropathie ist, mit etwa 40-45% aller neuen Fälle, die häufigste Ursache dafür.

Dialysator: Eine künstliche Niere, die Blut filtert und Abfälle, sowie überschüssiges Wasser entfernt. Dies geschieht im Zuge der Hämodialyse.

Dialyse: Hierbei handelt es sich um einen künstlichen Prozess, bei dem Wasser, aber auch Abfallstoffe, die im Zuge des Stoffwechsels entstehen, dem Körper entzogen werden. Diese Methode wird üblicherweise bei Patienten mit Niereninsuffizienz angewendet und ersetzt die fehlende Nierenfunktion.

Diuretika: Medikamente, die die Urinproduktion anregen und somit die Wasserausscheidung erhöhen. Ein gängiger Begriff für Diuretika sind "Wassertabletten".

eGFR (geschätzte glomeruläre Filtrationsrate): Die eGFR ist eine Nummer, die aus dem Kreatininspiegel und anderen Parametern errechnet wird. Die eGFR zeigt die Nierenfunktion an und der Normwert beträgt 90ml/min oder mehr.

Elektrolyte: Sammelbegriff für zahlreiche Mineralien, wie Natrium, Kalium und Kalzium, die sich im Körper befinden und wichtige Körperfunktionen regulieren. Da die Niere die Konzentration der Elektrolyte im Körper reguliert, werden bei Patienten mit Nierenleiden die Elektrolyte häufig bestimmt.

Erythropoetin (EPO): Ein durch mehrere Dopingvorfälle im Leistungssport bekanntgewordenes Hormon, das von der Niere produziert wird und die Bildung roter Blutkörperchen anregt. Wenn die Nierenfunktion abnimmt, verlieren Sie auch sukzessive die Fähigkeit EPO zu produzieren. Durch diesen Mechanismus können Patienten mit Nierenleiden eine Anämie (siehe *Anämie*) entwickeln. Erythropoetin ist in diesem Falle eine legale Medikation, die zur Behandlung einer Anämie bei Niereninsuffizienz injiziert wird.

ESKD (Endstage Kidney Disease): siehe *Nierenversagen*

Extrakorporale Schockwellen Lithotripsie (ESWL): Dies ist ein Verfahren zur Behandlung von Nierensteinen, bei dem konzentrierte Schockwellen den Nierenstein „zerschießen". Die einzelnen Stücke des Nierensteines, können über den Harntrakt ausgeschieden werden. Die ESWL ist ein effektives Verfahren und verbreitetes Verfahren, das ohne Hautschnitt durchgeführt werden kann.

Fistel: siehe *Arteriovenöse Fistel (AV-Fistel)*

Gekreuzte Nierentransplantation: Zahlreiche Patienten mit ESKD haben zwar gesunde und bereitwillige Nierenspender, allerdings ist deren Blutgruppe unpassend oder die Gewebekreuzprobe positiv. Eine gekreuzte Nierentransplantation bietet eine Lösung für dieses Problem. Hierbei wird die „unpassende" Spenderniere zwischen freiwilligen Donatoren getauscht, sodass der Rezipient eine passende Niere erhalten kann.

Hämodialyse: Häufigstes Verfahren zur Behandlung der Niereninsuffizienz. Bei der Hämodialyse wird das Blut mit Hilfe des Dialysegerätes gereinigt

Hämoglobin: Ist ein Molekül in roten Blutkörperchen, das den Sauerstoff von der Lunge zur Peripherie des Körpers transportiert und

Kohlenstoffdioxid wieder zur Lunge transportiert, damit es dort abgeatmet werden kann. Wenn zu wenig Hämoglobin im Körper vorhanden ist, spricht man von einer Anämie.

Hirntod: Beschreibt einen schweren, nicht reversiblen Schaden des Gehirnes, der weder medikamentös noch operativ geheilt werden kann. Beim Hirntod wird die Blutversorgung und die Atemfunktion des Körpers künstlich aufrechterhalten.

Hyperkaliämie: Normale Kaliumspiegel befinden sich zwischen 3.5 und 5.0 mmol/L. Hyperkaliämie ist ein Zustand der durch erhöhte Kaliumspiegel im Blut charakterisiert ist. Im Rahmen eines Nierenversagens kann es häufig zu einer Hyperkaliämie kommen und ist ein lebensbedrohlicher Zustand.

Immunsuppressives Medikament: Ist ein Sammelbegriff für Medikamente, die die Funktion des Immunsystems einschränken und etwa nach einer Nierentransplantation verordnet werden, damit eine Abstoßung des Organs verhindert wird.

Intravenöses Urogramm: Hierbei handelt es sich um eine diagnostische Methode, bei der mehrere Röntgenaufnahmen der ableitenden Harnwege gemacht werden. Hierfür wir Jodhaltiges Kontrastmittel injiziert.

Kalium: Ist ein sehr wichtiges Mineral des Körpers, das für die adäquate Nerven-, Herz- und Muskelfunktion benötigt wird. Frische Früchte, Fruchtsäfte, aber auch Trockenfrüchte und Kokosnusswasser sind Kaliumhaltige Nahrungsmittel.

Kalzium: Ist das häufigste Mineral des Körpers. Kalzium ist essentiell für die Entwicklung und die Aufrechterhaltung gesunder und starker Knochenmasse, sowie der Zähne. Milch und Milchprodukte wie Joghurt und Käse, aber auch grünes Gemüse, sind reich an Kalzium.

Katheter zur Hämodialyse: Ist ein langer, flexibler hohler zweilumiger Schlauch. Blut wird aus einem Lumen herausgezogen und gelangt in den Dialysator, der das Blut auf reinigt. Von dort gelangt es zurück in das zweite Lumen. Die Anlage eines Doppellumen-Katheters ist der gängigste, aber auch effektivste Weg, um eine notfallmäßige oder eine temporäre Hämodialyse durchzuführen.

Kontinuierliche ambulante Peritonealdialyse (CAPD): Bei der kontinuierlichen ambulanten Peritonealdialyse, handelt es sich um eine Form der Dialyse, die zu Hause ohne Verwendung von Maschinen durchgeführt werden kann.

Kontinuierliche zyklische Peritonealdialyse (CCPD): CCPD oder automatisierte Peritonealdialyse ist eine Form der kontinuiertlichen Peritonealdialyse. Zur Nacht schließt sich der Patient, wie bei der nächtlichen intermittierenden Peritonealdialyse (NIPD), an eine Maschine an, die das Dialysat auswechselt. Zusätzlich werden tagsüber manuelle Wechsel der Bauchhöhlenflüssigkeit durchgeführt

Kreatinin und Harnstoff: Dies sind Stoffe, die im Zuge des Proteinstoffwechsels anfallen. Die Niere entfernt diese Substanzen aus dem Körper. Normalerweise befindet sich das Serumkreatinin von 0.8 - 1.4 mg/dl und Harnstoff zwischen 2 bis 5 md/dl. Bei Nierenversagen steigen Kreatinin und Harnstoff an und es können erhöhte Werte im Blut gemessen werden.

Künstliche Niere: siehe Dialysator

Mikroalbuminurie: Bezieht sich auf das Erscheinen von kleinen aber abnormalen Mengen von Albumin im Urin.

Miktionszystogramm: Dieses bildgebende Verfahren wird verwendet, um die Anatomie des unteren Harntraktes (Blase und Harnröhre) darzustellen. Man katheterisiert den Patienten und füllt Kontrastmittel in die Blase ein. Dadurch kann der untere Harntrakt durch ein Röntgengerät kontrastiert dargestellt werden kann.

Natrium: Natrium ist ein wichtiges Elektrolyt des Körpers, das für die Regulierung des Blutdrucks und der Flüssigkeit im Körper zuständig ist. Natrium liegt in der Nahrung vor allem als Natriumchlorid, das gewöhnlichem Tafelsalz entspricht, vor.

Nephrologe: Ein Arzt der sich auf Erkrankungen der Niere spezialisiert hat.

Nephron: Bildet die funktionale Einheit der Niere. Ein Nephron sorgt für die Reinigung und Filtration des Blutes. Jede Niere besitzt etwa eine Million Nephrone.

Nephrotisches Syndrom: Ein Symtomenkomplex, der charakterisiert ist durch zu hohe Blutfette, Ödeme und Proteinverlust über den Urin (mehr als 3.5 g pro Tag), sowie einem zu geringen Proteingehalt im Blut.

Nierenbiopsie: Dieser Begriff beschreibt ein diagnostisches Verfahren, bei dem mit einer schmalen Nadel Nierengewebe entnommen wird. Dieses Gewebe wird unter dem Mikroskop genauer begutachtet und

Nierentransplantation durch Todspender: Hierbei handelt es sich um ein operatives Verfahren, bei dem einer hirntoten Person die Niere herausgenommen wird, während diese Niere in einen Patienten mit einer chronischen Nierenerkrankung transplantiert wird.

Nierenversagen (Endstage Kidney Disease): Beschreibt das fortgeschrittene Stadium einer chronischen Nierenisuffizienz, nämlich das Stadium fünf nach der CGA- Klassifikation. In diesem Stadium ist die Niere beinahe oder komplett funktionslos. Patienten mit ESKD (Endstage Kidney Disease) benötigen Therapien wie regelmäßige Dialyse oder eine Nierentransplantation, um keine Urämie zu erleiden.

Peritonealdialyse: Ist eine effektive Behandlungsmethode des Nierenversagens. Bei diesem Verfahren wird Flüssigkeit via einen speziellen Katheter in die Bauchhöhle gefüllt, die sich im Laufe des Tages mit harnpflichtigen Substanzen anreichert. Durch regelmäßigen Austausch der Flüssigkeit, kann so die Nierenfunktion imitiert werden.

Peritonitis: beschreibt eine Infektion innerhalb der Peritonealhöhle. Die Peritonitis ist eine gängige Komplikation der Peritonealdialyse. Bei fehlender Behandlung kann dieser Zustand lebensbedrohlich sein.

Phosphor: Phosphor ist nach Kalzium das zweithäufigste Mineral im Körper. Gemeinsam mit Kalzium wird es für den Aufbau starker Zahn und Knochensubstanz benötigt. Fleisch, Milchprodukte, Nüsse und Getreide, wie Weizen, Hafer und Reis sind phosphorhaltig.

Polyzystische Nierenerkrankung (PKD): Hierbei handelt es sich um die häufigste genetische Erkrankung der Niere, die durch das Wachstum zahlreicher Zysten in der Niere gekennzeichnet ist. Es zählt zu den führenden Ursachen einer chronischen Nierenerkrankung.

präemptive Nierentransplantation: Eine präventive Nierentransplantation wird üblicherweise vor einer Dialyse transplantiert werden kann. Dies ist nur durch sehr gute Planung und mit etwas Glück durchführbar.

Proteine: Proteine gehören mit Fett und Kohlenhydraten zu den drei Makronährstoffen, die im Essen enthalten sind. Proteine helfen dem Körper beim Aufbau von Muskelmasse und der Reparatur von Körpergewebe. Hülsenfrüchte, Fleisch und Eier, sowie Milchprodukte sind Nahrungsmittel, die einen hohen Proteingehalt aufweisen.

Proteinurie: Wenn sich zu viel Protein im Urin befindet, spricht man von einer Proteinurie.

Semipermeable Membran: Beschreibt eine Membran, die nur bestimmten Molekülen und Salzen den Durchtritt ermöglicht. Die dünne Membran ist entweder natürlich oder künstlich. Das Peritoneum, das Bauchfell, bildet eine natürliche semipermeable Membran

Shunt (Graft): Eine Art des Zugangs bei Langzeithämodialyse. Ein Shunt beschreibt ein kurzes Stück eines synthetischen, weichen Schlauches

Transurethrale Resektion der Prostata (TURP): Ist das Standardverfahren zur Behandlung einer benignen Prostatahyperplasie. Diese minimalinvasive, chirurgische Behandlung wird durch einen Urologen durchgeführt. Dabei verwendet dieser ein Zystoskop, dass in die Harnröhre eingeführt wird und mit dessen Hilfe überschüssiges Gewebe der Prostata abgetragen wird. Nach dem Eingriff ist der Harnstrahl wieder kräftig.

Trockengewicht: Beschreibt das Gewicht einer Person, nachdem alle überschüssige Flüssigkeit im Rahmen der Hämodialyse entfernt wurde.

Ultraschall: Dabei handelt es sich um eine schmerzloses und nicht-invasives Diagnostikum, das mit hochfrequenten Schallwellen arbeitet, um ein Abbild der Organe zu generieren. Der Ultraschall ist eine einfache, nützliche und sichere Methode, die über wichtige Informationen, wie Größe, Verkalkungen, Stauungen, sowie Zysten der Niere und des unteren Harntraktes Aufschluss gibt.

Urographie: siehe Intravenöses Urogramm

Urologe: Ein Chirurg der sich auf Erkrankungen der Nieren, sowie der ableitenden Harnwege spezialisiert hat.

Verweilzeit (Dwell Time): Beschreibt den Zeitraum, während der Peritonealdialyse, in dem die Flüssigkeit im Bauchfell verweilt

Vesikorenaler Reflux: Beschreibt den Zustand eines abnormalen Rückflusses des Urins von der Blase zurück in den Harnleiter oder sogar in die Niere. Hierbei handelt es sich um eine anatomische und oder funktione

Zytoskopie: Ein diagnostisches Verfahren, bei dem der Arzt die Blase, sowie die Harnröhre inspiziert. Hierbei verwendet er oder sie ein langes, dünnes Gerät, an dem vorne eine Lampe angebracht ist. Dieses Gerät nennt man Zystoskop.

Abkürzungen

ACE	:	Angiotensin konvertierendes Enzym
ADPKD	:	Autosomal dominante polyzystische Nierenerkrankung
AGN	:	akute Glomerulonephritis
ANV	:	akutes Nierenversagen
APD	:	automatisierte Peritonealdialyse
AT1-Blocker	:	Angiotensin Rezeptor Blocker
AV Fistel	:	Arterio Venöse Fistel
BD	:	Blutdruck
BPH	:	Benigne Prostata Hyperplasie
BUN	:	Blut, Harnstoff, Stickstoff; gibt Aufschluss über Nieren- und Leberfunktion
CAPD	:	Kontinuierliche Ambulante Peritonealdialyse
CCPD	:	Kontinuierliche zyklische Peritonealdialyse
CKD	:	Chronische Nierenerkrankung
CRF	:	chronisches Nierenversagen
DKD	:	diabetische Nephropathie
DM	:	Diabetes Mellitus
DMSA	:	Dimercaptobernsteinsäure
eGFR	:	Geschätzte glomeruläre Filtrationsrate
EPO	:	Erythropoietin
ESKD	:	Nierenversagen (End Stage Kidney Disease)
ESRD	:	Nierenversagen (End Stage Renal Disease)
ESWL	:	Extrakorporale Stoßwellenlithotripsie
GFR	:	Glomeruläre Filtrationsrate
HD	:	Hämodialyse
IDDM	:	Insulinabhängiger Diabetes Mellitus (veraltet für Diabetes Mellitus Typ 1)

IJV	:	Vena jugularis interna (innere Drosselvene)
IPD	:	Intermittierende Peritonealdialyse
IVU/IVP	:	Intravenöse Urography/Pyelography
MA	:	Mikroalbuminurie
MCU	:	Miktionszystourethrogramm
MRT	:	Magnetresonanztomographie
MZU	:	Miktionszystourethrogramm
NIDDM	:	Nicht-Insulinabhängiger Diabetes Mellitus (veraltet für Diabetes mellitus Typ 2)
NSAID	:	(non-steroidal anti-inflammatory drugs) nichtsteroidales Antirheumatikum
NSAR	:	nichtsteroidales Antirheumatikum
PCNL	:	perkutane Nephrolithotomie
PD	:	Peritonealdialyse
PKD	:	polizystische Nierenerkrankung
PSA	:	Prostata spezifisches Antigen; Tumormarker
PUV	:	Urethralklappen (Posterior Urethral Valves)
RBC	:	Rote Blutkörperchen (Red Blood Cells)
RR	:	Blutdruck
RRT	:	Nierenersatztherapie (Renal Replacement Therapy)
T B	:	Tuberkulose
TEBK	:	Totale Eisenbindungskapazität
TIBC	:	Totale Eisenbindungskapazität (Total Iron Binding Capacity)
TURP	:	Transurethrale Resektion der Prostata
UTI	:	Urinary Tract Infection
VCUG	:	Miktionszystourethrogramm
VUR	:	Vesicoureteraler Reflux (voiding cystourethrography)
WBC	:	weiße Blutkörperchen (white blood cel

Gängige Laborparameter für Nierenpatienten

Häufig verwendete Laborparameter bei Nierenpatienten und deren Referenzwerte können nachfolgend gelesen werden.

Test		Konventionelle Einheiten	Konversions faktor	SI- Einheit
Nierenfunktionsparameter				
BUN		8-20 mg/dl	0.36	2.9-7.1 mmol/L
Kreatinin	Mann	0.7-1.3 mg/dl	88.4	68-118 mcmd/L
Kreatinin	Frau	0.6-1.3 mg/dl	88.4	50-100 mcmd/L
eGFR		90-120ml/min		
Laborparameter zum Nachweis einer Änamie				
Hämoglobin	Mann	13.5 - 17.0 g/dl	10	136-175 g/L
Hämoglobin	Frau	12.0-15.5 g/dl	10	120-155 g/L
Hämatokrit	Mann	41 - 53%	0.01	0.41-0.53
Hämatokrit	Frau	36-48%	0.01	0.36-0.48
Gesamt Eisen		50-175 mcg/dl	0.18	9-31 mcmol/L
Eisenbindung-skapazität		240-450 mcg/dl	0.18	45-82 mcmol/L
Transferrin		190-375 mg/dl	0.01	1.9-3.75 g/L
Transferrinsättigung		20-50%		
Ferritin	Mann	16-300 ng/ml	2.25	36-675 pmol/L
Ferritin	Frau	10-200 ng/ml	2.25	22.5-450 pmol/L

Test	Konventionelle Einheiten	Konversions faktor	SI- Einheit
Elektrolyte und Knochenstoffwechselparameter			
Natrium	135 - 145 mEq/L	1	135 - 145 mmol/L
Kalium	3.5-5.0 mEq/L	1	3.5-5.0 mmol/L
Chlorid	101-112 mEq/L	1	101-112 mmol/L
Calzium ionisiert	4.4 -5.2 mg/dl	0.25	1.10 - 1.30 mmol/L
Calzium gesamt	8.5 - 10.5 mg/dl	0.25	2.2 - 2.8 mmol/L
Phosphor anorganisch	2.5-4.5 mg/dl	0.32	0.8 - 1.45 mmol/L
Magnesium	1.8-3 mg/dl	0.41	0.75 - 1.25 mmol/L
Bicarbonat	22-28 mEq/L	1	22-28 mmol/L
Harnsäure Mann	2.4- 7.4 mg/dl	59.48	140-440 mcmol/L
Harnsäure Frau	1.4 - 5.8 mg/dl	59.48	80-350 mcmol/L
PTH (Parathormon)	11-54 pg/ml	0.11	1.2 - 5.7 pmol/L
Allgemeine Laborparameter			
Protein gesamt	6.0 - 8.0 g/dl	10	60-80 g/L
Albumin	3.4 - 4.7 g/dl	10	34-47 g/L
Cholesterin gesamt	100 - 220 mg/dl	0.03	3.0 -6.5 mmol/L
Nüchternblutzucker	60-110 mg/dl	0.055	3.3 - 6.1 mmol/L
Leberfunktionsparameter			
Bilirubin gesamt	0.1 -1.2 mg/dl	17.1	2-21 mcmol/L
Direktes Bilirubin	0.1 - 0.5 mg/dl	17.1	<8 mcmol/L
Indirektes Bilirubin	0.1 - 0.7 mg/dl	17.1	<12 mcmol/L
AP (alkalische Phosphatase)	41 -133 units/L	0.02	0.7 - 2.2 mckat/L
ASAT	0-35 units/L	0.02	0 - 0.58 mckat/L
ALAT	7 - 56 units/L	0.02	0.14-1.12 mckat/L